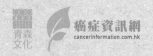

中西醫藥劑師傾下偈

給癌症病人的建議

U0130686

蘇子謙醫生、黃韻婷博士、黃麗珊醫生、

香港醫院藥劑師學會（崔俊明藥劑師、郭靜芝藥劑師和梁雅婷藥劑師）及

醫學生（盧穎心和歐陽依汶）合著

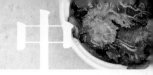

目錄

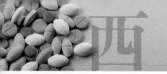

第七章　癌症病人的運動建議

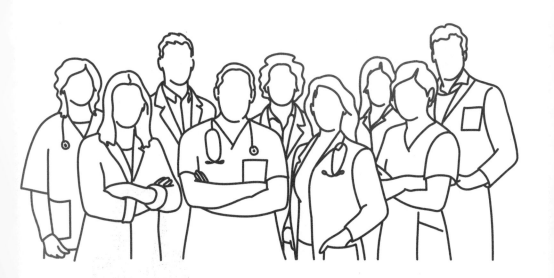

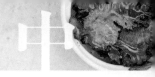

推薦序

談癌色變，癌症是真的治不好嗎？從傳統的化療藥物到標靶藥物，以及免疫治療，人類從來沒有放棄過攻克癌症這個難題。除了西藥治療癌症的方法有著日新月異的進步，中醫中藥在癌症治療，尤其是紓緩治療的領域也一直陪伴著許多香港的癌症病人。

隨著醫管局開啟了中西醫協作的先導計劃提供癌症紓緩服務，我們也從 2015 年始和黃韻婷博士當時所在的「香港中西醫結合研究所」，進行了從科研到教學以及國際交流等全方面的合作。我們和黃博士秉持著科研和臨床的緊密結合的理念，一起深入探討中藥製劑的安全性以及化療藥物和雲芝或靈芝的相輔相成的作用等等。

香港中文大學藥劑學院從 1992 年成立起至今，針對本地藥劑服務的特點對在校學生提供關於中醫中藥的培訓。近些年來我們協同中文大學醫學院的其他學科的教授對藥劑學生提供跨學科的綜合培訓，黃博士就是其中一位優秀的導師。黃博士憑著她的專業知識不僅為病人提供臨床用藥建議，並積極分享她的臨床經驗給學生和同事，勉勵大家一起為病人的福祉而努力。近來，喜聞黃博士創業並出書，實為她的積極向上而感動。病人既需要藥物也需要像黃博士這樣的良醫。癌症並不可怕，期待黃博士帶來的正能量！

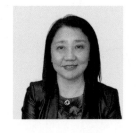

左中教授
香港中文大學藥劑學院院長

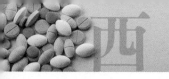

序（一）

感謝黃麗珊醫生的邀請，我非常高興能參與《中西醫藥劑師傾下偈：給癌症病人的建議》的撰寫。癌症病人服用中藥紓緩癌症治療的副作用並不罕見，越來越多研究數據證明中西合璧對治療癌病有一定的幫助。雖然藥劑師大多數受西方醫學教育，但隨著社會發展，中醫藥的臨床研究日益增多，作為藥劑師必須持開放態度，分析有關研究數據，為癌症病人提供客觀而有實證支持的專業意見。「醫和藥」是不可分割的，正如醫生和藥劑師需要互相合作，相輔相成。癌症藥物治療越來越複雜，新的藥物治療帶來新希望，癌症病人的存活率大大提高，用中藥紓緩癌症治療的副作用和調理身體也成為大多數癌症病人必做的事。

中西合璧治療已是熱門話題，用中藥調理身體也是順理成章。所以這本書能為有需要的癌症病人及其家人提供最新和客觀的資訊，內容由西醫、中醫、西藥藥劑師聯合編寫，這是一本難得中西醫藥合作的生活醫學書。癌症病人同時服用中藥和西藥，當中是否有相互作用而影響治療的成效？服用中藥作調理身體，是否有助癌症治療？服用西藥作治療又是否會和中藥保健品有相沖？就各種中西藥問題，這本書能提供答案作參考，深入淺出，簡單易明，個人認為《中西醫藥劑師傾下偈：給癌症病人的建議》是一本癌症病人必讀的參考書。

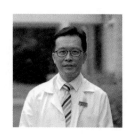

崔俊明藥劑師

香港醫院藥劑師學會會長
香港大學李嘉誠醫學院藥理及藥劑學系名譽副教授
香港大學臨床研究中心名譽副教授
香港大學藥物安全應用及研究中心名譽總監

序（二）

先此聲明，我與黃麗珊醫生 Dr. Cindy 絕無任何血緣關係（雖然大家都姓黃，彼此都是有兩個小朋友的母親），很多病人見到黃麗珊醫生與我，第一句就說：「你倆很相似，無論髮型、性格，連說話語氣都一模一樣。」多謝范寧醫生作為我倆的最佳聯絡者，讓我們在 2019 年年底於基層服務（即是病人遇有不適時，第一個會見到的醫護人員）而接觸癌症病人中，將黃麗珊醫生與我這兩個專業領域不同的人放在一起。我倆有著共通特點，都是會為了病人而不辭勞苦地回應癌症病人、同路人或家屬，希望讓他們從中抓著光明。我們都在各自的專業領域上盡心盡力找尋科學數據，彼此都是希望找到治病出路。

香港政府最近公佈，每日有 91 位新確診癌症病人，而癌症病病人中有 68% 的平均存活率多於 5 年以上，復康之路完全是一個「無期徒刑」。香港政府在 2019 年公佈確診癌症的人口再達新高，每年新確診數字達 3.5 萬個，急升 3.1%。癌症死亡人口已佔全港死亡原因的三分之一，致命癌症最高的首三位乃肺癌、大腸癌及肝癌。可見癌症病人對全港醫療系統的沉重負擔，刻不容緩。

接近九成的癌症病人因見癌色變都會盡快在初期向私家門診或醫院的專科醫生求診（全香港只有 150 位腫瘤科專科醫生）。癌症病人都是在緊急情況下，才回到醫管局轄下醫院的急症室或因其他原因才回歸到公立醫療系統。癌症病人由初確診便要與家人一同面對這場「無期徒刑」，驚惶失措，當中涉及很多煩瑣事，

除了向醫生查詢之外，多數都會訴之於親友或病人群組。託福臉書大大的興起，各路群組及同路人更是七嘴八舌的熱心分享過去的經驗，接近七至八成的癌症病人除了看西醫治療外，還會向中醫求診，這仍未計算自然療法或另類療法等等。

西醫治療癌症在過去 10 年的技術如手術、化放療、標靶治療、免疫療法或質子治療都已翻天覆地的改變，磊碩的臨床研究也證實縱使晚期癌症病人跟隨主流醫學，可以延長生命一段時間。可惜各路英雄七嘴八舌，出謀獻策，實況真偽參差，也未必能適合病人狀況，只會添煩添亂。故此，黃麗珊醫生跟我、蘇子謙醫生及一班專業醫護人士決定走在一起，以循證醫學角度，深入淺出，融合醫生眼中的專業名詞後，以更適切的語言去配合各階段癌症病人或其照顧者會遇到的問題，因為他們所觸及到的細微問題，未必可在看診過程中以簡單一言兩語來釋除疑慮。感謝黃麗珊醫生願意在她拼勁的路上給予一個抖氣位，給予癌症病人在這場「無期徒刑」過程中一份溫暖，回答同路人的常見問題（Frequent Ask Question，FAQ）。特此書出版，對醫患關係更顯重要、必須及適切，因為這本書可以將這些 FAQ 集腋成裘去回應病人的訴求，醫生眼中合適的答案著實可貴，可省卻很多無謂的爭辯及避免病人走歪路，提升有素質的醫學討論才會相得益彰。

很多醫生披星戴月的治療病人，脫下白袍後也是一個普通人，有血有肉的身軀背後也盛載著人的生命與情感。「Cindy 醫

醫」以真性情分享每一個病患家庭的悲歡離合，凸顯對每位病人的關心及照顧。可以這樣陪伴每一位病人走下一段時光，是一份不可言喻的使命感。除了「Cindy 醫醫」的著作《不可不知的癌症瑣碎事》系列叢書外，相信癌症病人仍有很多問題想知、想問，希望這本新書可以為病人提供更「落地」有用及最新癌症相關資訊。請分享此書，以幫助不同的同路人。

黃韻婷博士／中醫師

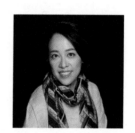

香港大學李嘉誠醫學院哲學博士
香港浸會大學中醫學學士
香港浸會大學生物醫學學士（榮譽）
前香港中文大學中醫學院香港中西醫結合醫學研究所助理教授
北京中醫藥大學國家中醫體質與治未病研究院榮譽教授
陳炳忠教授中醫腫瘤學傳承工作室弟子

序（三）

　　很感激兩位 Dr. Wong 邀請，讓我有幸參與這本書《中西醫藥劑師傾下偈：給癌症病人的建議》。以往有機會和兩位 Dr. Wong 一齊參與她們的網上直播節目「唱雙黃 +Dr. So Easy」，解答了不少癌症病人所關注的中西醫問題。今次我們把以往曾經在網上推出的內容結集，再額外加進了不少內容，成為這本內容豐富而全面的「中西醫藥劑癌症病人全面手冊」！以往我在香港大學工作，也難以協調一個這麼大規模而且有意義的項目。現在竟然可以在民間再加上癌症資訊網協助，完成這部作品，實在是廣大癌症病人和照顧者之福。

　　在香港和其他華人社會，甚至某一些西方社會，癌症病人同時間使用中西醫療法其實非常普遍。以往我在瑪麗醫院工作，察覺醫管局的指引一般是建議病人在進行西藥治療期間不可服食中藥。相信這是因為要減低風險和藥物相互作用的緣故。但這樣的建議，我一直覺得有點奇怪。理由是中藥的種類多不勝數，由幾百到一千以上。假若做西藥治療的時候不可服食中藥，那麼不可服食是哪一種中藥呢？又有哪一種中藥是可以吃呢？這樣「一竹篙打一船人」的做法不太科學。況且我們中國人的不少飲食當中，本身已經有不同的中藥，所謂「藥食同源」，難道要把飲食中的藥材也要停嗎？更為理想的做法，是以科學的態度研究中西藥之間相互作用，深入了解各種中藥的藥性機理，才為病人作出適當的建議。以往達成這樣的目標談何容易，但近十年各種中藥在癌症當中的研究多如繁星，中西藥之間的相互作用的數據也是有眉

目，現在給予病人中西藥的建議，已經越來越多科學實證支持，風險也有所減低。

以上所講的只是癌症病人在面對癌症這個長期作戰，當中面對的其中一個問題。現實上病人和照顧者還有很多困擾和疑問，平日在繁忙的診所中有時作為醫生也難以一次講清。最常見問題很多時都是一些飲食問題。例如患了癌症之後究竟有何食物要戒口呢？可不可以吃靈芝、雲芝、冬蟲夏草呢？明天煲湯煲什麼最好呢？癌症病人究竟食不食得雞呢？癌症病人需唔需要完全戒糖分和碳水化合物呢？又或者是不是所有的癌症只要服食四種補充品就可以醫得好呢？

除了飲食問題以外，其實大眾對於癌症認識和治療還有好多一知半解。網上有一些 KOL 對於癌症的論述也有一些並不全面和準確。常見的問題有：化療是不是殺死正常細胞但傷不到癌細胞呢？化療電療是不是反而會把癌細胞擴散開去？除此以外不少病人也有關於起居飲食、運動，甚至性生活等問題。有時病人見到醫生，可能已經忘記了要問些什麼。回到家中自行上網瀏覽，有時真係越看越驚，越看越亂！

如果你是癌症病人或者癌症病人嘅照顧者，有以上疑問的話，那麼本書將會對你有很大的幫助。我和 Dr. Cindy，Dr. Wendy，和一眾藥劑師，將會從中西醫兩方面，再加一些非常貼地的建議為大家解答以上各種問題。

其實中西醫結合這一個概念在清末民初的時候已經開始，所以歷史有超過 100 年了！但在香港而言可以說是剛剛起步，癌症病人確實需要同時間得到中醫和西醫的幫助，去戰勝這個困難的疾病。所以假如中醫和西醫各自修行，沒有溝通，沒有合作，這並不是病人的最佳利益。中西醫結合方法，正正是透過合作匯通，不分中西把最好的治療給予病人。

蘇子謙醫生／中醫師

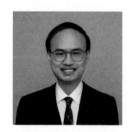

香港大學中醫全科學士 BChinMed
香港大學內外全科醫學士 MBBS
英國皇家放射科醫學院院士 FRCR
香港放射科醫學院院士 FHKCR
香港醫學專科學院院士（放射科）FHKAM (Radiology)
臨床腫瘤科專科醫生
香港大學名譽臨床助理教授（臨床腫瘤科，放射診斷科）

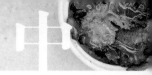

序（四）

　　潮流興食 Fusion 菜，因為通常驚喜滿滿，滿足視覺之餘亦可以滿足味蕾。對於醫病，中西醫之間的 Fusion 亦是病人所渴求的，希望可以藉著中藥減少西方治療可能引起的副作用。同時亦希望中西合璧能夠發揮最理想的治病效果。在香港，中醫西醫其實各自都發展成熟，中西合璧亦被討論多時，但由於兩種醫療系統截然不同而且亦非常複雜，時至今日，亦未能有效地想到如何用西方循證醫學將中醫理論及實踐有系統地逐一引證，從而得出令人信服的數據而安全地把兩者結合。正正是這個原因，令很多醫生在整個抗癌治療期間為了要確保病人安全完成療程而建議病人盡量避免使用中藥，結果令很多病人非常苦惱，甚至偷偷地服用不同中藥以及保健產品，反而令風險大增！

　　外國開始有不同數據顯示，越來越多癌症病人在進行抗癌治療期間同時服用不同類型的保健產品，由於保健產品以及中藥其實內裏的成分已經遠遠超越一般天然食品的份量，絕對有機會跟病人所服用的抗癌以外的藥物或抗癌藥物在藥物動力學（Pharmacokinetics）以及藥物效力學（Pharmacodynamics）有衝突，所以絕對不能輕視。那麼，一方面大部分醫生不建議中西合璧，但另一方面自行中西合璧風險亦不低，病人應該怎樣做？

　　外國的建議是希望醫生能夠為病人行多一步，開放一點。首先，可以了解他們正在服用的保健產品或中藥，透過現行已經有的數據資料庫為病人查閱，證明其服用之保健產品或中藥與正在

進行的抗癌治療是否有明確的衝突。如有明確衝突，便需要停止病人使用保健產品或中藥。如果沒有明確衝突的話，透過了解病人整體病情，治療期間的進度，為病人監測兩者同時使用對病人之身體的影響，從而減少風險。當然，病人以及其家人亦要非常清楚明白醫生並沒有百分百的把握中西合璧並沒有風險，只是醫患之間共同承擔風險，這一點是非常重要的。

很希望能夠藉著這本書跟大家探討中西醫和藥劑師之間，如何就病人經常煩惱的問題例如飲食禁忌，飲食建議，哪些中藥和保健產品在抗癌治療期間不宜服用，以及抗癌治療期間中醫如何介入來達致最佳效果，希望能夠更落地幫助正在接受治療的癌症病人和他們的家人以解除煩惱，讓抗癌路輕鬆一點，那麼便能事半功倍！

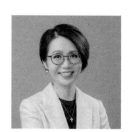

黃麗珊醫生

香港大學內外全科醫學士 MBBS（H.K.）

英國皇家放射科學醫學院院士 FRCR

香港放射科醫學院院士 FHKCR

香港醫學專科學院院士（放射科）FHKAM（Radiology）

香港大學醫學院榮譽助理教授

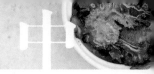

醫學生感想（一）

作為醫學生，我最大抱負就是要成為一位醫人又醫心的好醫生。非常感謝一眾病人願意讓我參與你們的治療過程，讓我了解你們真正的需要和聆聽你們內心的聲音。如何與病人溝通和建立互信、拆解病人心中的疑難和憂慮等，都不是能在書本學到的。你們幫助了我裝備自己，希望日後能成為一位以病人為中心的醫生。

你們教導了我這麼多，我一直都很想盡些綿力回饋你們。非常感恩遇到我的恩師黃麗珊醫生，一位仁心仁術，凡事以病人為先的仁醫。她深明病人對中西醫療法資訊的需要，在百忙中熱心結合此書，並給予我機會從旁學習和參與其中！在準備此書的時候，我發現了自己在知識上尚有很多並不認識的地方。感謝各專業人士，包括中西醫、藥劑師、病人組織等，讓我從中學習，亦令我領會到互相補足，並不斷虛心學習的重要性。我明白病人都想了解更多不同療法的利弊與何者最適合自己，但面對著五花八門的訊息又不知道如何入手。但願我能不忘初心，在日後行醫之路上不斷求學，盡我所能為病人帶來可靠與易明的資訊。

我希望此書的內容能幫到大家，讓你們感到在這抗癌之路上並不孤單！除了家人與醫護人員之外，作為醫學生的我也在默默為大家打氣呢！

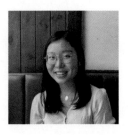

盧穎心
香港中文大學醫學院內外全科醫學士
（環球醫學領袖培訓專修組別）三年級學生

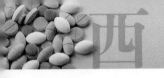

醫學生感想 (二)

　　基於治療的副作用與其高居的死亡率,不少人都會「聞癌色變」。可是,隨著人口老化,癌症便亦變得越來越普及。所幸在科學家與醫護人員的努力下,癌症再也不是絕症。現代人亦更加傾向於回歸自然,以中醫草藥調理身體。本來就對中西醫結合有興趣的我十分幸運地在恩師黃麗珊醫生領導下為此書出了點綿力。

　　這過程實在令我獲益良多,除了學到很多中西醫能互相輔佐、結合的地方外,最令我感到新奇意外的就是中草藥雖然作為天然的食材,卻也有可能對化療產生不少的負面影響。這中西藥物的相互影響雖然十分煩雜,卻亦是十分貼地的問題。看到各位老師百忙中仍抽時間完成此書,為病人普及這類資訊,我學習「以病人為先」方能成為仁醫的道理。這也提醒了我在這資訊發達的社會中不斷學習與探索的重要性。

　　雖然身為醫學生的我們,還沒可以到前線與你共同與病魔抗爭,但我誠心希望這本書的內容可以幫助到你,讓你的抗癌之路更加順利。

　　共勉之!

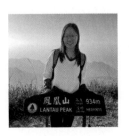

歐陽依汶
香港大學內外全科醫學士暨博士課程博士二年級生

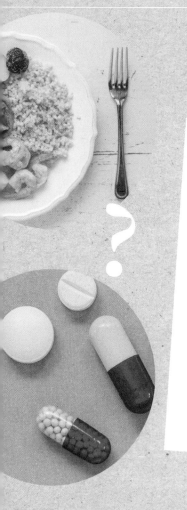

第一章 **飲食禁忌**

癌症病人無論在治療中或康復中常常存在飲食困擾，究竟什麼可以吃？什麼不能吃？似是沒有既定答案，與其越想越煩惱，不如由黃麗珊醫生和黃韻婷博士為你逐一解答。

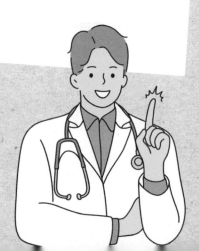

癌症病人應否戒口？

撰文：黃麗珊醫生和黃韻婷博士

西醫一般對癌症病人都沒有特定的「戒口」建議，只有高血壓、糖尿、高血脂、尿酸過高、肝功能衰竭或腎功能衰竭才需要有戒口的建議。對於部分接受標靶治療的病人，由於部分標靶治療會同西柚有衝突，所以會建議小心食用有柚子成分的食物，但是橙及檸檬是可以的。（雖然感覺上這些水果跟西柚是同類的。）

中醫的發展日新月異，戒口概念已經大不如前。現代中醫的戒口要訣基本上和西醫是一致的！大家都是跟從外國大型醫學機構的建議，一般都建議癌症病人要均衡飲食以及有適當的運動量。

中醫認為癌病是正虛邪實的疾病，治療應該攻補兼施。癌症病人要接受抗癌治療的同時，也要增加營養，這個見解跟西醫也是一致的！尤見臨床研究發現，癌症病人若不正確戒口，30-80% 很高風險出現不可逆轉的惡病質（Cancer Cachexia），對癌症病人有莫大的生命威脅。所以，坊間不同形形色色飲食戒口的建議大都不太科學，切勿盲目跟從！若真想找到較科學的說法，就是世界癌症研究基金會（World Cancer Research Fund）建議，他們也會每年更新對癌症病人的飲食建議，最後得出的建議只有兩個：（1）食用新鮮食物及（2）做運動！

參考
世界癌症研究基金會建議（中文版）
www.wcrf.org/wp-content/uploads/2021/02/diet-cancer-report-summary-mandarin.pdf

戒口方面，中醫西醫都是建議避免食煙飲酒，減少進食煎炸或焗的食物（因為經過高溫烹調的肉類容易產生致癌物），減少進食醃製肉類、中式鹹魚等等。另外，中醫亦視腫瘤為基因突變而引致細胞瘋狂生長，視之為

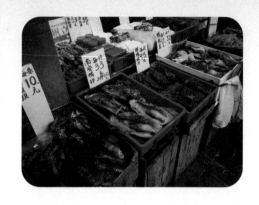

熱象，故建議一般戒口原則為避免進食煎炸焗的食物，減少進食羊肉、榴槤、芒果等水果，以減輕加劇熱象的情況。

　　飲食建議上，中醫西醫都建議要均衡飲食，腫瘤病人應該多吃優質蛋白質以保持適當體重及體質。如果治病期間缺乏蛋白質有機會令體重下降；如果短時間內體重下降多過 5%（即大概 1 週內減低 2.2 千克，即 4-5 磅），有機會對身體造成不良影響，影響治療進度或預後。

　　其實只要識食，雞鴨鵝豬牛全部都食得！！！好多人單純問食不食得？這個不是非黑即白的問題！不同肉類有不同營養，只要選對部分，份量適宜，其實樣樣都可吃，只是要吃得有智慧。

雞鴨鵝的迷思

撰文：黃麗珊醫生和黃韻婷博士

其實中西醫都認為大部分癌症病人是可以進食雞鴨鵝豬牛！只是要食得有智慧，要選對肉類的部位，份量要適宜，烹調方法要正確。從前的雞，的而且確被注射不同激素以幫助加速成長，增加口感，但現在市場上註明是無公害雞是非常安全的，因為香港監管已經非常嚴謹，但是並不代表沒有食用的陷阱！

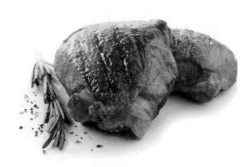

雞皮就是陷阱了。

中西醫都建議大家避免食雞翼和雞腳，因為雞皮比例比較多。一方面動物脂肪比較多；另一方面熱量也比較多，這兩個因素都不太適宜癌症病人進食，去皮雞胸肉以及去皮去脂肪的雞髀肉會比較適合病人。

另外，亦要避免油炸方式，以免攝取不良膽固醇，這些道理亦應用於鴨和鵝。

至於雞精，只要是從無激素的雞提煉出來和撇除油分的話，份量適當是可以安心食用的。

豬牛羊的迷思

撰文：黃麗珊醫生和黃韻婷博士

　　坊間充滿著癌症病人不能食用紅肉的建議，這是因為世界衛生組織將紅肉列為「2A 級致癌物」，如每天進食超過 100 克紅肉的話，會增加患上腸癌風險大約 17%；至於加工肉類，世界衛生組織列為「一級致癌物」，每天進食超過 50 克加工肉類的話，會增加患上腸癌風險大約 18%，因為加工肉類含有「一級致癌物 E250」亞硝酸鈉影響肝臟胰臟，亞硝酸鈉是作防腐劑之用，所以大家真的要盡量避免進食加工肉類，而不是紅肉！

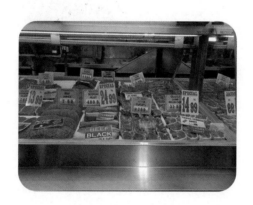

　　其實紅肉含有豐富的鐵質，能夠有效提升血色素，所以世界衛生組織建議大家，每天仍可以攝取少於 80 克份量的紅肉（即是大約每天約一個手掌份量的紅肉），而不是每天不能吃紅肉！進食適當份量的肉

類有助保持適當體重指數和健康體質，蛋白質是組成人體細胞的重要元素，而且提供身體每日運作的能量，足夠蛋白質能夠增肌肉防脂肪；缺乏蛋白質會令頭髮稀疏易斷，指甲變得脆弱，容易水腫，經常感到飢餓以及情緒低落。蛋白質是人體內氨基酸重要來源，其中精胺酸和酪氨酸有助提升身體內的血清素，從而達至減壓功效。

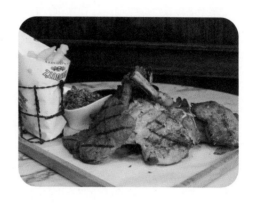

　　一般來說，中醫建議盡量避免進食羊肉，因為羊肉偏溫補，對於病人來說比較熱，不利於腫瘤病人，雖然豬肉及牛肉是紅肉，但是豬肉及牛肉都是好的食材。牛肉含有豐富鐵質，可以幫助腫瘤病人提升血色素，醫生一般會建議進食適當份量（即是大約每天約一個手掌份量的紅肉），選擇瘦肉，牛扒要撇除肥膏，避免煎炸的烹調方式等等，都能讓病人安全安心地食用紅肉。

癌症病人可以吃海鮮、蜂蜜
和燕窩花膠嗎？
撰文：黃麗珊醫生和黃韻婷博士

癌症病人可否食海鮮？

如果沒有對海鮮敏感的話，其實海鮮屬於優質蛋白質來源，只是要確保烹調方式正確，以免感染甲型肝炎。另外，甲殼類的海鮮進食海洋微生物為主，有機會含重金屬成分比較高，一般因為這個原因故建議盡量避免進食蟹、蠔或蝦，至於鮑魚和海參一般都適合癌症病人食用。另外，有鱗魚及無鱗魚其實沒有分別，只是無鱗魚（例如鱔）是深海魚，一般脂肪含量都比較高，適量進食並沒有任何問題。

癌症病人是否適合服用蜂蜜、蜂膠、蜂王漿？

蜂蜜是蜜蜂採的花蜜。蜂膠是蜜蜂的巢穴，是濃縮版的蜂蜜。蜂王漿是蜜蜂分泌的，專門用來餵養幼蟲和蜂后。

徵詢過中醫的意見，這些其實都是沒有藥用價值，對於西醫而言，現在未有實質數據證明可以抗癌，亦未有實質數據證明會致癌。所以，如果是純天然，沒有任何添加糖份，沒有農藥和適當份量的話，是適合癌症病人的。但亦要溫馨提示各位，由於這些類型的產品眾多，建議大家到消委會網站搜尋有關食物安全的資料，便可以安心服用。

癌症病人是否適合服用燕窩或花膠？

　　燕窩以及花膠都是高蛋白質低脂的食品，是良好的保健產品，但要小心市面上的即食燕窩產品一般都含有大量添加糖份而燕窩成分比較少，變相本末倒置。另外，燕窩亦含有少量動物雌激素，雖未有數據顯示進食燕窩會增加患上乳癌的風險，但對於正接受抗女性荷爾蒙治療的乳癌病人來說，不適當的份量會有機會影響治療效果。

　　至於花膠，暫未有數據顯示服用花膠能夠增加癌症病人康復速度，亦未有數據顯示有抗癌功效。一般而言，花膠沒有含雌激素成分，但如果是養殖魚所製成的花膠則另當別論，因為不清楚是否使用含有激素的飼料。大量進食花膠，有機會因為大量進食動物脂肪而對身體有害，所以建議適量使用。

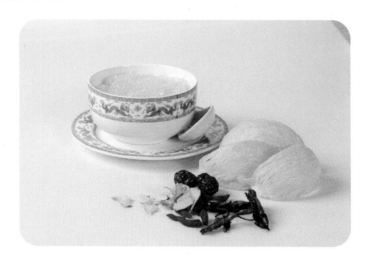

癌症病人可以飲牛奶嗎？

撰文：黃麗珊醫生和黃韻婷博士

2020 年 5 月一份美國大型研究數據顯示，收經後的婦女，每天只要喝 1/4-1/3 杯牛奶，罹患乳癌的風險就會增加 30%；每天喝 1 杯牛奶的婦女，相關的風險高達 50%；每天喝 2 到 3 杯牛奶的婦女，風險進一步增加到 70-80%，所以停經後的婦女比較適合飲用豆奶，雖然有很多病人疑惑，認為乳癌病人不適合飲用豆漿，其實大豆內的異黃酮含量不是很高，而且異黃酮是植物雌激素，有別於動物雌激素對身體的影響。新近的研究數據已經替黃豆翻案，因為飲用豆漿的人反而可以減少患上乳癌的風險。

癌症病人一定要飲癌症病人配方營養奶（癌奶）？

飲食均衡的話，營養奶不是必須的。營養奶的蛋白質及熱量都非常高，過高的熱量會轉化成體內的脂肪，令 BMI 升高，有機會對病人有負面影響。一般建議，如果病人在治療期間胃口欠佳，可以透過飲用營養奶提供熱量及蛋白質的吸取。如果製作癌奶的時候，癌奶與水分比例不當的話，有機會引致血液中鉀質升高。另外，糖尿病人亦要小心注意，要飲用適糖配方，避免血糖超標！

紅棗大棗類食物是否適合癌症病人？

撰文：黃麗珊醫生和黃韻婷博士

　　棗類食物用於補血，入門版藍棗相對沒有那麼燥熱；進一級為紅棗，補血更勝藍棗；再進一級為黑棗，坊間稱之為「三棗」。由於紅棗及黑棗藥性比較高，中醫師有機會用之入藥來提升白血球或血色素；相反藍棗及蜜棗比較常用於煲湯用。如果作為藥用治療，要小心拿捏份量。一般中醫處方用藥為 6-10 克，即是大約 2 至 3 粒紅棗或黑棗。建議病人要小心食療所用的份量！因為大部分病人自製紅棗水的時候，用的份量都是過多的！所以使用食療要小心，否則物極必反。自製食療後感到喉嚨不適的話，就必須停服（即中醫的上火）！另外，建議大家購買原粒紅棗時，自己去核，那麼質素會比較有保證！

　　中醫亦建議，除了藍棗、紅棗、黑棗，亦可使用花生衣，此乃經研究發現可促進骨髓造血小板的功能。另外，進食紅色類的食物例如士多啤梨、車厘子，適量的牛肉，這些都是鐵質豐富亦可改善紅血球的食物。現在大部分癌症病人過分戒口，對治療期間的全面血像有負面影響而不自知。若血紅素（Hemoglobin）、血小板（Platelet）、白血球（White Blood Cell）數量不足，也會影響到病人的免疫能力或治療進度。

　　西醫亦提醒這些食療或中藥只作輔助之用，並未能代替正規提升白血球之治療（例如升白針）。切勿因為擔心使用升白針而單純選擇食療

或中藥，白血球過低會有機會有致命的感染（尤其是現在疫情當道，如果感染 COVID-19，正在接受治療的腫瘤病人風險甚高！）大家要小心！希望這些輔助方法能減少大家對使用升白針的憂慮，也希望減少使用升白針而引起的不適。

黃豆的迷思——
增加癌症復發機會？

撰文：黃麗珊醫生和黃韻婷博士

　　一直以來，黃豆類產品是否適合乳癌病人食用都是病人非常煩惱的問題，因為網上資訊繁多，眾說紛紜，令很多不了解醫學知識的病人擔心食用大豆類製品後，會增加復發機會。其實這些飲食困擾不僅於大豆類製品，更包含其他食物種類，結果病人「無啖好食」，日常飲食都演變成極大的壓力來源，最終影響病情。有見及此，現為各位乳癌姊妹逐一分析不同的飲食迷思，希望大家可重拾食物的美味，享受生活樂趣！

　　黃豆的有效成分跟女性荷爾蒙雌激素非常相似。

為何大家都擔心黃豆？

　　追根究底，大家之所以擔心食用黃豆，是因為黃豆有效成分的化學結構跟女性荷爾蒙雌激素非常相似，從而推斷黃豆跟雌激素效用一樣，有機會增加患上乳癌的風險，但實情是否如坊間所言？

　　其實，黃豆內的雌激素是屬於其中一種植物的雌激素（Phytoestrogens）——異黃酮（Isoflavone），值得注意的是異黃酮除了可以在植物內找到，動物也存有異黃酮。黃豆內的異黃酮（Genistin及 Daidzin）是屬於植物的雌激素，經過腸道消化和發酵後變成兩種主

要有效成分：金雀異黃素（Genistein）以及黃豆苷元（Daidzein）。另外，會再經腸道細菌將黃豆苷元（Daidzein）進一步轉化成 S-equol（S-雌馬酚），這就是一個最終主要的成分結構，跟女性荷爾蒙雌激素有非常類似的結構。

人體消化黃豆的過程

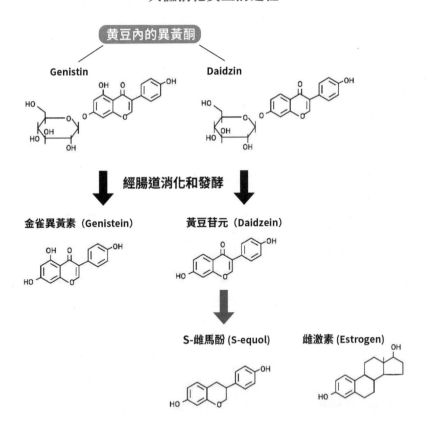

雖然異黃酮跟雌激素相似，但功效不一樣！

有研究發現，乳癌細胞生長是因為雌激素（Estrogen）刺激女性荷爾蒙受體（Estrogen Receptor-ER），所以雌激素就是一個生長訊號，越多雌激素，癌細胞生長發展得越快。不過，女性荷爾蒙受體有兩種：ER-α 以及 ER-β，只有刺激 ER-α 受體才會刺激乳癌細胞生長。相反，刺激 ER-β 受體會抑制乳癌細胞生長，而黃豆內的主要成分異黃酮其實是刺激 ER-β 受體，所以反而會抑制乳癌細胞生長！

曾經有一份綜合分析（Meta-analysis），分析了 35 份流行病學研究，發現亞洲人士在日常生活中攝取較多的大豆異黃酮會有較低風險患上乳癌；亦有另一份醫學文獻顯示乳癌病人手術後服用抗女性荷爾蒙治療（AI-Aromatase Inhibitor），同時在日常生活中攝取大豆能減少復發機會，這些都是幫大豆異黃酮「翻案」的數據。

當然，這些數據現時只適用於亞洲人士。直至現時為止，暫時未有針對西方人士的同類型數據證明服用大豆後可以減低乳癌復發的風險，但亦未有證據顯示西方人士攝取大豆異黃酮後會增加患上乳癌的風險。整體而言，未有實質醫學數據證明大豆有損健康。

為何西方人的數據跟亞洲人的數據不一樣？

首先，亞洲人的飲食中攝取異黃酮的份量一般比西方人多，亞洲飲食（15-47 毫克 / 天）；西方飲食（0.15-1.7 毫克 / 天），這個亦被推斷為亞洲人比西方人少乳癌病發率的原因之一。

另外，消化黃豆的過程中，並不是所有人都具有適合的腸道益生菌將異黃酮轉化成 S-equol（S- 雌馬酚），現行資料估算大約有 30-50%

人士能夠有效將異黃酮轉化成 S-equol，這個或許是亞洲人與西方人飲食模式影響腸內益生菌的分別。

乳癌病人應該注意的地方

大豆類製品含有豐富蛋白質，建議乳癌病人及一般人日常可多吃黃豆類製品，減少進食肉類份量，以及多吃蔬果有助減低癌症的風險。

其實黃豆除了有異黃酮，亦有維他命 B、纖維、鉀質、鎂質及優質蛋白質，黃豆是植物性食物中少數含有完全蛋白質，能提供 9 種身體不能製造的人體必須胺基酸，所以黃豆絕對是乳癌病人的好夥伴！

另外，透過發酵過程亦可以令身體更加容易消化以及吸收，增加黃豆內的異黃酮以及蛋白質。但亦要注意，經處理過的大豆產品，尤其是經處理後減少脂肪，提升味道及增加賣相等，而處理程序會減少黃豆內的異黃酮，大家切記要小心！

既然黃豆益處多，是否服用含有異黃酮保健產品更有利健康？

曾經有實驗研究顯示，高劑量的異黃酮有機會對身體有害，現時一般臨床研究都是每天用 40-100 毫克的異黃酮已經能達致理想效果，從日常生活中攝取的異黃酮份量絕對是安全可靠，而且已經足夠。以豆漿為例，相信甚少人一天會飲用超過 20 杯豆漿！不過，保健產品當中含有濃縮份量的異黃酮，劑量有機會遠大於日常生活建議水平。對於正在接受治療的乳癌病人來說，有機會影響治療成效。對於一般婦女而言，亦未有科學研究數據核實對人體安全，所以不建議服用異黃酮保健產品。

總括而言，日常生活均衡飲食，在飲食中添加黃豆食材安全可靠。但要小心保健產品並不是一定保健，並非越多越好，適量最重要！

參考
1. https://www.mdpi.com/2072-6643/11/11/2649/htm
2. https://www.ncbi.nlm.nih.gov/pmc/articles/PMC2988534/pdf/1821857.pdf
3. https://ascopubs.org/doi/pdf/10.14694/EdBook_AM.2013.33.102
4. https://www.sciencedirect.com/science/article/pii/S2213453013000438
5. https://link.springer.com/article/10.1007/s10654-019-00585-4

哪種菇菌芝類最適合癌症病人？
（靈芝／雲芝／香菇／舞菇／白蘑菇）

撰文：黃麗珊醫生和黃韻婷博士

　　作為腫瘤科醫生，經常有病人及其家人問我患癌能否服用靈芝或雲芝？一旦出現腫瘤，親朋戚友都關懷備至，送上不同保健產品，靈芝及雲芝更被視為癌症病人的送禮佳品。不過，靈芝和雲芝會否真是癌症病人的靈丹妙藥？

蘑菇的藥用價值

　　蘑菇種類多達超過 100 種，中國人及日本人相信蘑菇具藥用價值，常用於食材及入藥。當中，最常被入藥和食用的菇菌類有靈芝 [Ganoderma Lucidum (Reishi)]、雲芝 [Trametes Versicolor/Coriolus Versicolor (Turkey Tail)]、冬菇 [Lentinus Edodes (Shiitake)] 和舞菇 [Grifola Frondosa (Maitake)]。

　　在實驗室細胞學和動物實驗中，發現雲芝當中的多醣體 [Polysaccharide-K (PSK)] 及多醣肽 [Polysaccharide Peptide (PSP)] 能激活負責抗癌的白血球細胞，從而被推斷可能有助抗癌。至於涉及參與臨床研究的病人亦不少，有胃癌、腸癌、乳癌及肺癌病人在化療期間或電療及化療期間服具這些成分的保健產品，所以市場上相關的保健產品都會標榜 PSK 以及 PSP 能改善免疫系統，增加體重，提升生活質素，紓緩癌

症引起的不適，有機會延長壽命。值得注意的是，由於臨床研究所涉及的病人數量並不多，而且大部分臨床研究規模相對其他正規抗癌治療的臨床研究差距甚大，所以並不能視為抗癌治療的主流。

在美國，由於這些產品屬於保健品，所以不受美國食品藥物管理局 [Food And Drug Administration (FDA)] 定期檢視產品成分以及功效。直至現時為止，PSK 以及 PSP 都並未被美國食品藥物管理局批准作抗癌治療藥物使用。

在不同類型的研究中，發現蘑菇可增強抵抗力及有機會具抗癌功效。蘑菇的不同營養成分中，香菇多糖（Lentinan）的主要成分高分子多醣體類營養素（High-molecular-weight Polysaccharides）「β-葡聚醣」（Beta-glucans）能夠刺激不同類型的白血球細胞，從而提升抵抗力。實驗室細胞學以及動物測試中初步顯示有抗癌功效，但記緊實驗室的研究成效絕不能用作推斷對人體一定有效。

早前有研究數據顯示，每日進食 18 克蘑菇（大約兩粒中型大小的蘑菇），有助減少患癌風險約 45%，當中減少患上乳癌的風險最為明顯。研究發現，蘑菇含有麥角硫因（Ergothioneine），是一種人類無法自行製造的抗氧化劑和抗消炎劑。雖然這個研究是觀察研究（Observational Study），共涉及 19,500 名癌症病人，但在流行學的角度來說，觀察研究得出來的結論其實能有很大的變數。因為這些研究未能非常有系統地分析眾多病人繁複的日常生活飲食，當中如何單純斷定蘑菇可引起的抗癌功效。服食蘑菇比較多的人一般都是素食主義者，而在素食食材中亦含有大量抗氧化物，如何抽離只是食用蘑菇才能有這個效果？所以現行癌症病人的飲食建議當中，暫時未有特別建議病人要每天進食蘑菇。

抗癌治療期間是否適合服用靈芝、雲芝和保健產品？

　　由於抗癌治療是非常複雜，除了化療、電療，亦可以同時進行標靶免疫療法，而且西方醫學的治療液具有毒性，尤其現行的抗癌治療中，有些病人需要同時使用化療標靶以及免疫療法。對於保健產品含有濃縮的成分，在未有充分醫學理據和沒有抵觸複雜的抗癌治療的大前提下，一律都是不建議服用。

　　根據醫生標準，一般都未能安心地排除高濃度的保健產品會否與具毒性的抗癌治療有衝突。如果出現問題，醫生亦很難推斷究竟是西醫的治療過程出現副作用，還是同時使用西醫抗癌治療及保健食品所引起的額外副作用。

　　病人及其家人希望服食保健產品，以紓緩癌症治療的副作用和增加治療成效。作為醫者，大家擁有共同和一致的出發點，只是希望確保治療順利。對於一些比較簡單的癌症治療而治療過程又相對順利，如果病人及家人明白服食保健產品對癌症治療有一些不確定因素，在大家可以承受的風險前提下，透過持續監測病人身體及血液狀況，相信部分病人是可以安心服用這些保健產品。不過，需要就著每位病人的狀況而決定，所以這個答案並不是單純的「Yes」或「No」，建議大家跟自己的主診醫生就自己的情況討論，是否適合服用這些類型的保健產品。

　　其實，除了保健產品外，病人還有很多其他理想選擇，雖然並未能完全確定蘑菇能夠減少患上癌症的風險。不過，從日常生活中攝取菇類食物，不但美味有益，而且經濟實惠，亦不會擔心進食過量而影響癌症治療進度，所以我們一般都會建議病人可以進食多些菇類食品，從而增

加抵抗力，謹記不是只有保健產品才有保健功效，健康的日常生活飲食習慣同是最好的保健方法。

總括而言，如果癌症病人過度戒口的話，對身體並沒有益處！

謹記均衡飲食，適當肉類配合適當位置，適當烹調方式（避免進食未經煮熟的食物以減少腸胃熱的風險），以及適當份量就是最好的營養來源而不是保健產品，切忌過度用力地維持健康的飲食習慣，偶然讓自己放縱一下，才能持之以恆兼快樂地一家人進行健康飲食，那麼治療便能事半功倍。

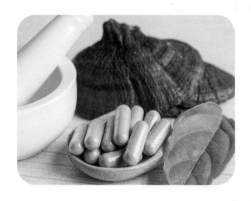

參考
1. https://www.scmp.com/lifestyle/health-wellness/article/3135636/eating-two-mushrooms-day-could-lower-cancer-risk-45-cent
2. https://academic.oup.com/advances/advance-article-abstract/doi/10.1093/advances/nmab015/6174025
3. https://www.cancer.gov/about-cancer/treatment/cam/hp/mushrooms-pdq#_128

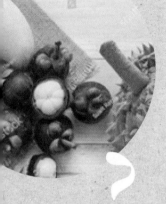

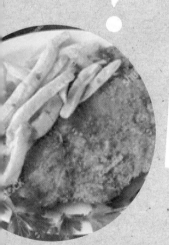

第二章 癌症病人的飲食建議

　　如何吃得健康是大家常見的疑問，看似簡單不過的問題，卻常常糾纏不清，沒完沒了的重複。這章就是就飲食均衡的建議，解答癌症病人的困惑，以免誤墮飲食陷阱而影響到治療效果。

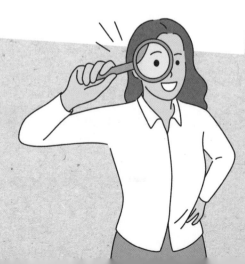

何謂健康飲食？

撰文：黃麗珊醫生和黃韻婷博士

　　依照「健康飲食金字塔」的飲食原則，以穀物類為主，並多吃蔬菜及水果，進食適量的肉、魚、蛋和奶類及其代替品，減少鹽、油、糖份；並以去肥剩瘦，多採用低油量的烹調方法如蒸、燉、炆、烚、白灼等或用易潔鑊煮食，以及減少煎炸，務求達致飲食均衡，促進健康。

飲食金字塔圖

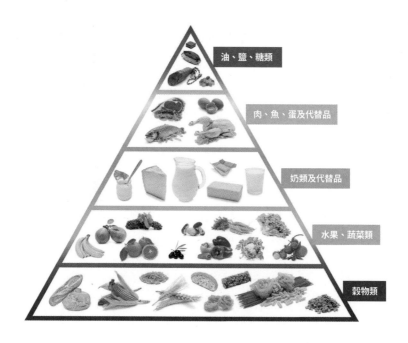

油、鹽、糖類

肉、魚、蛋及代替品

奶類及代替品

水果、蔬菜類

穀物類

健康飲食餐盤建議

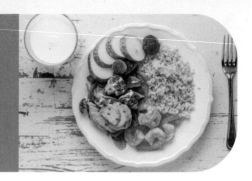

每餐
3份五穀
1份蛋白質
（**3** 件如麻雀般大小的肉類）
1-3份菜
每天**1**份奶類
每天**1-2**份水果

癌症病人常見的飲食陷阱

· 病人太過側重蛋白質，缺乏碳水化合物而令體重下降。

· 有些肝衰竭的病人不適合高蛋白餐單（因為肝臟未能處理蛋白質而導致血液內阿摩尼亞上升，令肝衰竭的情況更加嚴重）。

· 以果汁代替水果。由於一杯果汁有幾個水果（等於同時吃了幾份水果），令果糖上升，容易導致糖份超標，反而對身體有機會造成反效果。

參考
https://www.chp.gov.hk/tc/static/90017.html

如何改善免疫系統？

撰文：黃麗珊醫生和黃韻婷博士

　　癌症發生的機制，在最初期，身體應該懂得有軍隊殺死癌症的初期細胞。可惜因身體基因突變而引致癌細胞瘋狂生長，自身免疫也未有製造更多免疫細胞去針對過多癌細胞，故增強免疫系統可以擊退癌症，亦可以擊退 COVID-19！所以醫病的同時，中西醫亦非常強調要加強免疫系統。

　　中醫強調保持身心舒暢，因為抑鬱會對免疫系統造成負荷。建議進食新鮮食材，奉行五色營養，有助提升抗氧化能力及吸收不同類型的養分，亦強調運動的重要性！

　　西醫的看法其實亦一致！大家都是建議均衡飲食，作息定時，適量運動，妥善處理壓力，遠離煙酒，保持腸道健康，避免進食代糖、抗生素、食物添加劑、致癌食物。如有需要進食保健產品，可以考慮進食腸道益生菌，其他坊間一般的保健食品，如果進食過量的話反而弊多於利，大家要小心。

　　運動確實是非常非常重要的！外國已經有數據證明適量運動不但只可以預防腫瘤，亦可促進康復進度。至於哪些運動是最適合癌症病人，其實沒有絕對答案，因為每個病人的體質不同，病情不同，興趣亦不同。病人必須就著自己情況探索適合自己性格及身體狀況，以融入自己日常生活中而又不覺得添加額外壓力的運動。如果可以保持一個好奇心（八

卦）的心態，其實在網上不難搜羅到不同類型的運動方案，而且絕大部分都是免費的！！大家不妨試試。但要記緊，容易扭傷或劇烈度比較高的運動應先諮詢主診醫生，查詢自己是否適合做某些動作，便可以將運動受傷的風險減少。其實，重點都是持之以恆地維持良好的健康習慣，而非大灑金錢進補而忽略其他需要自行努力又不用額外花費金錢的重要元素，切勿弄錯重點，人云亦云。健康無捷徑，養生重在持之以恆。

家人「有壓力的愛」是常見的情緒陷阱！在家人角度，希望透過用鼓勵說話來支持病人，但言者無心，聽者有意，病人總是覺得即使自己已經非常努力，家人仍嘮嘮叨叨，要求他們更加努力，事實上只是家人用錯表達的方式，結果適得其反。

治病期間，病人及家人亦要切忌「完美主義」，因為完美主義能產生巨大精神壓力，使病人更灰心而令病情有進一步的負面影響。如果家人想支持病人，但又容易犯上「開口夾著脷」的情況，可以考慮使用身體語言，對病人來個簡單擁抱，靜靜陪伴，替病人按摩（可以考慮使用香薰輔助，但要小心選擇香薰精油，亦要小心使用按摩手法），或者烹調病人喜歡的食物……用行動表示支持，這些微小舉動都是窩心表現，已經能夠讓病人甜在心頭，心情舒暢，「瞓好啲，人都精神啲，免疫力好啲，打仗都易啲！」

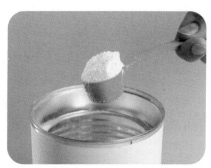

除了食物，亦有病人使用營養奶，其實只要飲食均衡的話，營養奶不是必須的，因為營養奶的蛋白質及熱量都非常高，過高的熱量會轉化成體內脂肪，本末倒置。糖尿病人更加要小心，如果不是飲用適糖配方的話，分分鐘導致血糖超標。一般建議，如果病人治療期間胃口欠佳，的確可以透過使用營養奶提供熱量及蛋白質的吸取，所以應該在適當時候做適當事，才是最適合病人的需要。

　　過分戒口不但會影響營養吸收，亦會影響情緒，對治療產生負面影響。如果以一個星期做單位，大家可以一個星期有一兩日放鬆飲食規矩，間中食一些令自己開心但不太健康的食物，間中對飲食「收順啲」，對病情影響不大，但對心情有正面影響，可能亦間接對病情有正面影響。

　　至於一些自然療法的建議，例如斷食、生酮飲食等等，對於正在接受化療治療的病人來說，對他們的身體挑戰太大，所以並不建議在化療期間用這些方法。坊間也無任何臨床研究顯示此類飲食方法對癌症病人長遠有任何幫助。其實，只要不太偏離正軌的飲食建議，如果有機會令病人感覺良好的話，我們一般都不會反對的。大前提要合乎邏輯，治療期間切勿截斷自己糧草，以妨礙身體正常細胞康復或更生。

如何解讀
中式保健產品營養標籤？

撰文：黃麗珊醫生和黃韻婷博士

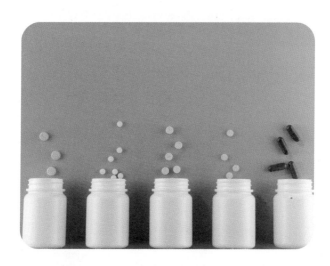

　　除了要閱讀營養標籤外，還要懂得閱讀成分表。一般建議糖份攝取量為每天所攝取的熱量的 5-10%，即是大約 8-9 粒方糖（每一粒方糖大約 5 克），所以建議大家小心閱讀營養標籤，看看糖份的份量，當然亦要小心閱讀糖份的份量是以每包計或按照每 100 克計算，因為所得出的結果會有所不同，即是有機會誤墮字面陷阱！舉個例子，比較流行的四物湯，糖份有機會高達每包 7.7 克，即是 1.5 粒方糖。如果細心查看成分表，不難發現頭幾位的成分通常已經包括不同糖份，在不知的情況下使用，有機會糖份過量反而影響身體健康，所以要小心保健產品的陷阱。

除了糖份陷阱外，懂得閱讀成分表亦有助分析產品是否跟產品名字所描述的一樣。再舉一個例子，時下流行的靈芝、雲芝保健飲品，如果小心閱讀成分表，有機會發現靈芝、雲芝成分可能只是佔產品的一小部分，其他成分有機會「妹仔大過主人婆」，即是有機會貨不對辦！

另外，亦想提醒腫瘤病人如正在進行癌症治療，要小心保健產品含有參類成分，因為這些成分有機會跟癌症治療有衝突，影響癌症治療的毒性，切記要小心！

食多些多種維他命一定好？

撰文：黃麗珊醫生和黃韻婷博士

　　藥物／保健產品中通常以有效成分（Active-ingredients）及非活性成分（Inactive-ingredients）所組成，其中非活性成分又稱輔料（Excipients，或稱「賦形劑」），一般是天然或合成物質（可以是動物、植物、礦物或化學合成）。它具一式多功能從而提升藥物中有效成分的作用：

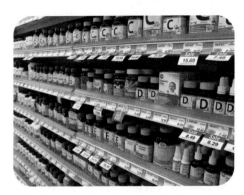

1. 稀釋有效成分以幫助胃部吸收；

2. 幫助錠劑成型（錠衣）於胃部釋出有效成分；

3. 粉末或非黏性物質來處理有效成分，維持藥物於有效期限內不會產生變化；

4. 添加色素以改善外觀；

5. 作調味劑以添加口感或味道；

6. 防腐劑。

所以，每食一粒保健產品，其實已經食了很多非活性成分！！如果均衡飲食的話，在香港這個發達城市，人們絕對不會欠缺營養，為了食對身體多餘的營養，卻食多了化學物，不但沒有預期益處，還有機會有害處。越來越多數據顯示，有很多人對這些添加劑有敏感反應，所以有很多人所謂「無明腫毒」，其實可能是因為吃下這些保健產品引起的。亦有些人因為有乳糖不耐症而對當中乳糖成分有所反應，繼而肚屙。

　　另外，過分補充某些營養亦可能本末倒置！過量綜合維他命而產生的急性中毒症狀主要包括噁心、嘔吐、肚瀉等腸胃方面的反應。除了過分補充營養有機會中毒，當中有效成分易有風險被污染，例如魚油丸有機會含過高重金屬，將來甚至要檢測是否輻射過高！但是，現行還未有法律規管保健產品如何達成質量保證，這個絕對是隱憂。

　　如果是醫病需要，當然需要用藥物，同時亦要服下那些非活性成分，這個是無可避免的，因為要保命。但是，保健產品大部分美其名補充營養從而改善體質促進健康，一般依照的數據是實驗室的數據。再簡單一點來說，就是我們西醫常說的不入流數據，因為人體博大精深，某種成分對一粒細胞有用，並不代表對整個器官有用，亦不等於對整個人有用。

　　總括而言，不是反對大家進食保健產品，只是希望大家懂得選擇適當保健產品，以及適量進食，減少誤中自己所設陷阱，小心小心！

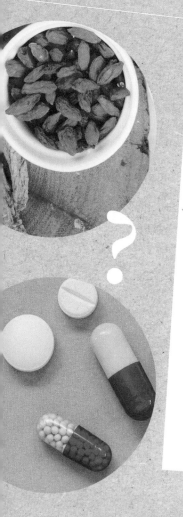

第三章 中西合璧介入點

　　以前，大家會覺得中西合璧治療癌症是不可能的任務。現在隨著科學進步，癌症研究的資料越見豐富，兩方醫療均抱持開放態度，目的只是以癌症病人的福祉為依歸。喜見癌症治療的效果一天比一天進步，中醫藥漸漸在不同層面介入，期望中西醫治療結合，令癌症病人的抗癌之路能走得輕鬆一點，帶來更多希望。

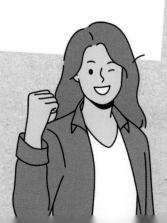

中醫藥在癌症治療的角色

撰文：蘇子謙醫生，翻譯：醫學生盧穎心和醫學生歐陽依汶

　　治療癌症的中醫療法在東方非常普遍，雖然中醫在西方通常被歸類為一種補充和替代療法，但它在香港和中國是一個獨立醫學專業，與西醫相比，它在理解健康和疾病方面有著不同的角度。西醫在腫瘤學實踐中側重於通過手術、放射療法和全身療法直接根除腫瘤；中醫側重於恢復身體平衡和增強身體防禦（免疫力），以及一些細胞毒性草藥療法。

　　大多數情況下，病人會兩種治療都接受，尤其是東方病人。中醫療法也常用於減少化療或放療的副作用，幫助術後恢復，紓緩症狀和康復之路。然而這引起了對結合療法中的藥物 —— 草藥相互作用和毒性的擔憂。常用中醫治療方式包括針灸、艾灸、食療、中藥方湯、單味中藥或補品和太極拳。儘管在東西方癌症病人中使用中藥的趨勢不斷增加，但是其安全性和有效性的科學證據經常受到腫瘤科醫生的質疑。

　　中醫藥或傳統中醫已有 2000 多年的歷史，並在香港、中國和其他華人社會被廣泛使用。雖然中醫在西方通常被歸類為一種補充和替代療法，但是中醫在香港和中國大陸是一個獨立的醫學專業。例如在香港這個前英國殖民地，其醫學教育與英國非常相似，而註冊中醫師由「香港中醫藥管理委員會」獨立監管。所有中醫師必須完成至少 5 年的專業本科學習，方可參加中醫執業資格考試。他們還享有與西醫相同的法律

權利，例如發出病假證明、填寫懷孕和殘疾證明表格。因為有了這雙重並行的醫學體系，所以在香港癌症病人尋求中醫及西醫治療是非常普遍的。

保持開放態度有助減低病人治療期間的風險

西醫腫瘤科醫生經常懷疑中醫療法對癌症病人的有效性和安全性。另一種極端情況是一些病人可能只選擇替代療法而不是正規抗癌療程。

曾經有研究報告指 840 名患有四種常見實質固體惡性腫瘤（肺癌、前列腺癌、乳癌和結直腸癌）的病人，如果病人僅尋求替代藥物治療而不進行常規治療，死亡風險會增加，而風險比為 2.5。

另外，美國國家癌症數據庫最近的另一項大型回顧性研究顯示了類似結果。該研究涵蓋了超過 190 萬名患有這四種癌症類型的病人，發現與接受常規癌症治療的病人相比，補充醫學的使用與拒絕常規癌症治療有關，而死亡風險增加兩倍。

這兩項研究結果引起了對癌症病人使用中藥的擔憂和爭議。不過，這兩項研究的結果可能無法推廣到中醫。在前一項研究中，「替代醫學」被定義為沒有使用傳統癌症療法，只使用未經證實的療法。相比之下，中醫療法通常用於補充常規療法。在後一項研究中，「補充醫學」被定義為「其他未經證實的：由非醫務人員進行的癌症治療」。這是否適用於中醫值得懷疑，因為中醫治療通常由受過訓練的中醫處方。

總而言之，中醫在中國社會被認為是主流醫學，而不是「替代醫學」。

病人自行中西合璧的情況在香港非常普遍

根據 2009 年對香港癌症病人進行的一項調查，57% 的癌症病人至少使用過一種中醫療法。在接受化療的病人中，60% 同時接受了中草藥治療。另一方面，幾乎三分之二的病人沒有告知西醫有關中藥的使用情況。這可能會導致不明藥物 —— 草藥相互作用的問題。

為何中西合璧在香港一直並未普及？

儘管不可否認使用中醫療法在癌症病人中的普及性，但是西方腫瘤科醫生經常因為缺乏高質素證據支持其使用，而持保留態度。這可以歸納為以下多種原因：

1. 西醫普遍缺乏對中醫的了解。例如在英國癌症研究基金會的網站上，風水被列為傳統中醫。風水雖然在華人社區廣泛使用，但傳統上是為了「協調環境以促進主人的健康和財富」，與中醫關係不大。

2. 雖然過去幾十年在中國大陸進行了大量中醫藥治療癌症的臨床研究，但其中大部分已發表在中文期刊上，而且從西醫方法學的角度來看許多標準還不夠。

3. 除了澳洲和加拿大安大略省和不列顛哥倫比亞省之外，西方缺乏中醫實踐的標準化和政府對中醫師的監管。西醫有時甚至會質疑其國家中醫師的資歷和信譽。

中西合璧介入點——
中醫之觀點

撰文：蘇子謙醫生，翻譯：醫學生盧穎心和醫學生歐陽依汶

　　各種中醫治療方式在治療癌症方面的醫學證據，在過去 20 年一直累積。

　　中醫是一個完全獨立的醫療體制和機制，與西醫不同。中醫有其獨特的哲學和理論。中醫將身體視為一個整體，而任何疾病都是由於陰陽平衡和五臟系統（五行學說）的紊亂而引起。在疾病診斷上，中醫有自己的疾病分類和診斷標準，這就是西醫對中醫感到困惑的原因 —— 因為西醫視為不同的疾病可能在中醫中角度會被歸類為同一種疾病，而有時情況正好相反。

　　中醫認為癌症是身體和諧失調的結果。根據中醫經典著作《黃帝內經》，癌症是由外邪、環境因素、情緒失調和飲食不當引起的。這些致病因素擾亂五臟系統，導致氣、血、體液停滯，並導致「毒素」的累積。

　　因此治療旨在通過增強宿主免疫力、解毒、恢復氣血和軟化硬瘤來抵消這些因素。現在中醫藥通常與西醫結合並用，而中醫藥治療的目標因應癌症的不同階段和西醫的同時治療而有所不同。

中醫在不同階段癌症治療所起的作用

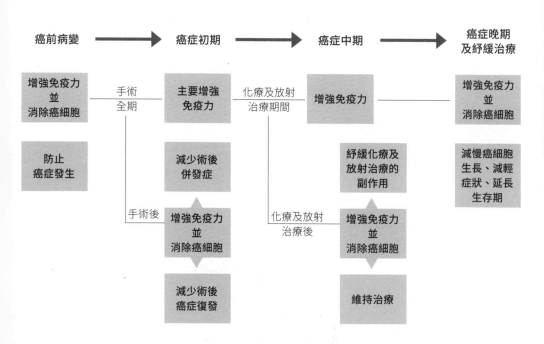

資料來源：摘錄並改自中華中醫藥學會《惡性腫瘤中醫診療指南》

針灸及草藥治療的證據

撰文：蘇子謙醫生，翻譯：醫學生盧穎心和醫學生歐陽依汶

（一）針灸

在所有中醫治療方式中，針灸在臨床癌症治療中的證據最多。針灸包括將細針插入指定的皮膚穴位，刺激肌肉、筋膜和神經纖維，以達到體內神經激素的變化，針灸在中醫中有助恢復經絡（能量通道）中的氣（能量）流動以達到治療效果。

在腫瘤學中，針灸主要用於癌症的輔助性治療。美國國家癌症資訊網（NCCN）指引建議針灸治療多種情況，包括急性癌痛、紓緩治療中噁心和嘔吐、癌症相關疲勞、化療相關噁心和嘔吐，以及各種康復問題如血管舒縮症狀。也許針灸以鎮痛作用聞名，所以它可以增強內源性內啡肽（Endogenous Endorphins），並且已被證明對非癌性疼痛和癌性疼痛均有效。

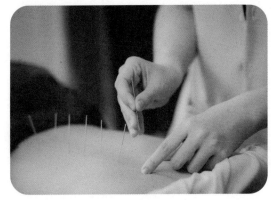

針灸對癌症痛楚影響的隨機對照試驗（RCT）綜合分析，發現針灸對惡性腫瘤相關治療和手術所帶來的疼痛最有效。儘管有這些積極結果，但是我們仍建議針灸通常應與藥物治療結合使用，包括阿片類和非阿片類鎮痛劑，這與 NCCN 指引一致。

針灸對各類症狀效用的證據

1. 針灸通常用於緩解化療引起的周邊神經病變

　　一份納入了 48 項隨機對照試驗 RCT 的系統文獻回顧表明不能推薦任何一種藥物用於預防。只「中度推薦」度洛西汀（Duloxetine）用於周邊神經病變治療，而只有微弱的證據表明其他藥物 [如加加巴噴丁（Gabapentin）] 可有效治療 CIPN 引起的神經性疼痛。然而有多個案例系列顯示針灸對周邊神經病變方面的有益作用。

　　2013 年亦有系統文獻回顧，找到了 7 項高質素的研究，而這些研究全部都表明針灸對 CIPN 有積極作用。儘管研究設計、招募的受試者數量和結果測量之間存在高度異質性，但該評價為進一步更穩健的研究提供了臨床證據的基礎。該系統文獻回顧的結果總結已放在「針灸能改善化療所致周邊神經病變的證據表」簡述。

針灸能改善化療所致周邊神經病變的證據

研究	年份	病人數目	隨訪時間	研究類型	介入治療	測試指標	結果
Alimi et al.	2003	90	2 個月	前瞻性隨機對照試驗	耳針療法對比安慰組對比耳穴貼壓	視覺模擬評分法（VAS Pain Score）與藥物攝取	針灸勝於安慰組
Wong and Sagar	2006	5	16 週（2 次 6 週的治療外加 4 週的免治療期）	前瞻性個案系列研究	針灸（沒有對照組）	疼痛量表及 CIPN 級數	有所紓緩
Xu et al.	2010	64	不詳	隨機對照試驗	針灸對比輔酶 B12（Cobamamide）	周邊神經病變的問卷調查	針灸勝於輔酶 B12
Bao et al.	2011	1	22 週	病例報告	針灸（沒有對照組）	視覺模擬評分法	再無症狀
Donald et al.	2011	18	6 週	回溯性個案系列研究	針灸（沒有對照組）	主觀症狀	82% 有所紓緩
Schroeder et al.	2012	11	10 週	回溯性非隨機對照試驗	針灸配合最佳治療方案對比最佳治療方案	神經傳導測試	針灸勝於對照組
Tian et al.	2011	76	不詳	隨機對照試驗	溫針與艾灸對比神經滋養素（Neurotropin）	生活質量與神經中毒的症狀	針灸勝於神經滋養素

2. 針灸也可有效減少化療引起的嗜中性白血球低下症和乳癌相關的淋巴水腫

2015 年的一篇回顧論文發現針灸可能能夠逆轉化療引起的骨髓抑制，不過該文章也發現了研究方法存在問題。就針灸治療各種腫瘤疾病的證據，已放進「有關針灸在化療以致周邊神經病變以外，其他癌症情況的用處之文獻摘錄」作簡述。

有關針灸在化療以致周邊神經病變以外，
其他癌症情況的用處之文獻摘錄

研究	年份	病人組別	病人數目	研究類型	針灸方法	介入治療	結果與備註
疲倦（化療或放射治療所致）							
Mao et al. [[24]]	2014	正在服用芳香環轉化酶抑制劑的乳癌生存者	67	隨機對照試驗	3 組 - 針灸 - 假針灸 - 等候控制組	12 週的電針	大大紓緩疲倦（p=0.0095）、焦慮（p=0.044）與抑鬱（p=0.015）
Mao et al. [[25]]	2009	正在接受放射治療的癌症病人	16	單臂試驗	無	12 週的針灸	在放射治療期間及其後平均疲倦及能量水平保持穩定 8 位病人在治療完結後認為疲倦的情況沒有變化 6 位病人認為情況有所紓緩
Molassiotis et al. [[26]]	2012	乳癌病人	246	隨機對照試驗	無	6 週的針灸	2 組 - 針灸配合日常護理 - 日常護理 生理及心理疲倦（p<0.001）、焦慮、抑鬱（p<0.001）及生活質量（身體、功能上、情緒上及社交上的狀況）（p<0.05）有所改善
Vickers et al. [[27]]	2004	完成細胞毒性化療的癌症病人	37	第二期臨床試驗	無	4 到 6 週的針灸	31.1% 病人在針灸後疲倦狀態有所紓緩（95% CI 20.6-41.5%）

研究	年份	病人組別	病人數目	研究類型	針灸方法	介入治療	結果與備註
關節痛（化療所致）							
Hershman et al. [[28]]	2018	停經後並正在服用芳香環轉化酶抑制劑的初期乳癌病人	226	隨機對照試驗	3 組 - 針灸 - 假針灸 - 等候控制組	12 週的針灸	在 6 週時關節痛顯著性減少（p=0.01）
Crew et al. [[29]]	2010	停經後並正在服用芳香環轉化酶抑制劑的初期乳癌病人	43	隨機對照試驗	2 組 - 針灸 - 假針灸	6 週的針灸	關節疼痛與僵硬有顯著紓緩 平均 BGP-SF 疼痛評分（p<0.001）、疼痛嚴重程度（p<0.003）及疼痛相關指標（p=0.002）有所下降
失眠							
Frisk et al. [[30]]	2012	乳癌生存者	45	隨機對照試驗	2 組 - 電針 - 荷爾蒙治療	12 週的電針	WHQ（p<0.001）與 PGWB（p=0.002）有所改善 所有睡眠指標亦有所改善（p<0.05） HFS 減低 80%
口乾							
Johnstone et al. [[31]]	2001	接受了放射治療的頭頸癌	18	單臂試驗	無	3 到 4 週的針灸	針灸在不同程度上減輕口乾症狀
癌痛							
Chiu et al. [[19]]	2017	不同癌症的病人	2213	系統綜述與綜合分析	無	針灸	針灸大幅紓緩癌痛（p<0.001）
Alimi et al. [[32]]	2003	不同癌症的病人	90	隨機對照試驗	3 組 - 在偵察到膚電活動的位置施耳針 - 在沒有偵察到膚電活動的位置施耳針（對照組） - 在對照組的地方進行耳穴貼壓	2 個月的針灸	疼痛強度有所減低（p<0.001）

研究	年份	病人組別	病人數目	研究類型	針灸方法	介入治療	結果與備註
化療所致的噁心及嘔吐							
Ezzo et al. [[33]]	2005	不同癌症的病人	1247	系統綜述與綜合分析	無	針灸	針灸減少急性嘔吐的比例（p<0.04）
Reindl et al. [[34]]	2006	患有實質固態瘤並正在接受化療的兒童	11	隨機對照試驗	2 組 - 化療配合止嘔藥與針灸 - 化療配合止嘔藥	從化療第一天開始給予針灸治療直到療程完結	針灸可讓病人在化療期間更清醒，並紓緩噁心與嘔吐的症狀（不顯著）
血管舒張的症狀（潮熱）							
Mao et al. [[35]]	2015	乳癌生存者	120	隨機對照試驗	4 組 - 針灸 - 假針灸 - 加巴噴丁（Gabapentin） - 安慰劑	8 週的電針	電針組的 HFCS 平均下降最多（p<0.001）
Walker et al. [[36]]	2010	正在接受他莫昔芬（Tamoxifen）或安美達錠（Arimidex）荷爾蒙治療的乳癌病人	50	隨機對照試驗	2 組 - 針灸 - 文拉法辛（Venlafaxine）	12 週的針灸	兩組病人皆顯著紓緩潮熱、抑鬱的症狀，生活質量（包括心理健康）亦有所改善
Deng et al. [[37]]	2007	乳癌病人	72	隨機對照試驗	2 組 - 針灸 - 假針灸	4 週的針灸	在 6 週時，接受針灸的病人比接受假針灸的病人每天少出現 0.8 次潮熱的狀況（95% CI - 0.7 至 2.4；p=0.3）
嗜中性白血球低下							
Lu et al. [[38]]	2009	正在接受化療的卵巢癌病人	21	隨機對照試驗	2 組 - 針灸 - 假針灸	6 週的針灸	與接受假針灸治療的病人比較，接受針灸治療的病人較少患有 2 至 4 級的嗜中性白血球低下症（p=0.02）
淋巴水腫							
Bao et al. [[39]]	2018	患有乳癌所致淋巴水腫（BCRL）的乳癌生存者	82	隨機對照試驗	2 組 - 針灸 - 等候控制組	6 週的針灸	在同時接受淋巴水腫治療的病人之間沒有顯著紓緩乳癌所致的淋巴水腫

（二）草藥湯劑

雖然針灸在西方比草藥湯更常見，但在中國社會卻恰恰相反。大多數草藥治療是通過由多種草藥組成的草藥配方（湯劑）進行。草藥組合使用被認為可以增強治療作用，減少副作用並治療多個「目標」以恢復身體平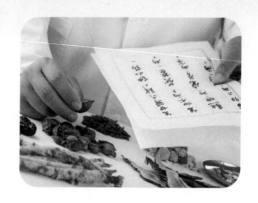衡。雖然本草配方是高度個人化，但有成百上千種來自 2000 年中醫書籍的模板配方可供選擇。多數情況下中醫師會根據病人的身體狀況，選擇一種或多種模板配方，然後添加或取出組成的草藥。因此處方通常會根據中醫原理，隨著治療階段和身體需要而變化。這與西方腫瘤學形成鮮明對比，因為西方腫瘤學是根據最新科學證據，給予患有相同類型惡性腫瘤的不同病人相同藥物或治療方案。

不同草藥湯劑使用的驗證分析報告

曾有報告顯示用中草藥治療的 189 名局部晚期或轉移性胰腺癌病人的病例。其中位總生存期為 15.2 個月，高於使用 FOLFIRINOX 化療時的 11.1 個月。2 位單純中藥治療的轉移性疾病病人均存活 8 年以上。然而病人組（4 個神經內分泌腫瘤和 1 個肉瘤）和同時進行的西方腫瘤學治療（從化療到紓緩治療）方面異質性相當高。這反映了現實世界的情景──即中醫在非常異質的病人群體中實踐。這也使進行更普遍接受的隨機對照試驗來評估中藥的療效變得非常困難。

此外，亦有報告總結多於 1,000 名用草藥湯治療的病人的病例系列，並產生了許多有利結果。然而這些都是現實世界的數據，尚未用現代研究方法進行正式分析。進行報告的團隊一直在為這些記錄進行進一步的生存分析。團隊還建議定期更換細胞毒性草藥，以盡量減少潛在的累積毒性，並降低癌細胞對草藥的抵抗力。這與在轉移性結腸癌中重新使用抗表皮生長因子受體治療的概念非常相似，因為通過循環腫瘤 DNA 來衡量腫瘤在整個治療過程中發生變化。

該領域中高質素英文發表的試驗很少見。其中一份醫學文獻報告了一項包括了 474 名 III-IV 期非小細胞肺癌（NSCLC）病人隨機對照試驗，並比較了進行根據 NCCN 指引的標準療法（放療、化療和最佳輔助療法）和額外中草藥與只單獨進行標準治療的結果。發現額外中草藥組別以及只單獨進行標準治療組別的中位總生存期分別為 16.60 個月和 13.13 個月。此外額外中草藥組別噁心和嘔吐的報告較少。

另一個中國團隊報告了在晚期 NSCLC 病人中使用維持性中藥代替化療。64 位對化療有初步反應的病人以 1:1 的比例隨機分配到中藥組 [中藥注射液（華蟾素，20ml/ 天，第 1-10 天）、中藥湯劑（第 1-21 天）和中醫穴位應用（第 1-21 天）或化療組（用培美曲塞（Pemetrexed）（非鱗狀 NSCLC 500mg/m^2，第 1 天）、多烯紫杉醇（Docetaxel）（75mg/m^2，第 1 天）或吉西他濱（Gemcitabine）（1250mg/m^2，第 1 天和第 8 天）。中藥治療的 1 年生存率高於化療 78.1% vs 53.1%。然而兩組在腫瘤惡化時間（TTP）和總生存期方面沒有差異（分別為 p=0.114 和 P=0.601）]。

中草藥方也被證明對輔助治療有效。406 位使用阿片類鎮痛藥中的病人被隨機分為中藥組，按中醫辨症施治，和對照組，僅服用酚酞片（Phenolphthalein Tablets）。根據克利夫蘭便秘評分，中藥組病人便秘明顯少於對照組。中藥組總鎮痛有效率也優於對照組（93.5% 對 86.4%）。

回顧中文和非中文文獻的綜合分析可以更好地估計中醫藥的益處。2006 年發表在《臨床腫瘤學雜誌》上一項綜合分析表明，以黃芪為基礎的中藥改善了肺癌病人接受鉑類化療的結果。這項綜合分析納入了包括 2,815 名病人的 34 項隨機研究。12 項研究報告了在 12 個月時的死亡風險降低。30 項研究報告改善了的腫瘤反應數據，在兩項研究中，金復康（一種黃芪類中藥產品）降低了 24 個月時的死亡風險。黃芪被認為通過刺激巨噬細胞（Macrophage）和自然殺傷細胞（Natural Killer Cell）活性，以及抑制輔助性 T 細胞（T-helper Cell）2 型細胞因子（Type 2 Cytokines）來發揮作用。

另一項納入了 2,079 名病人的綜合分析顯示中草藥對肝細胞癌病人的作用。中藥聯合化療與單純化療相比，12、24、36 個月生存率提高。然而這兩項綜合分析都提及許多已發表試驗質素低的問題，需要穩健試驗來證實這些發現。有人為了確定含有黃芪化合物的湯劑是否有助於減少結直腸癌病人的化療副作用進行了一項系統文獻回顧。由於發表的試驗質素低，筆者並沒有發現中藥複方有任何益處。

（三）草藥產品

中國癌症病人在治療中通常使用單一草藥或草藥產品，通常此使用都不是在中醫監督下，而是以像大眾化的「維生素」般形式，例如由於吉西他濱（Gemcitabine）等化療藥物的骨髓抑製作用；香港病人常用花生衣煮成湯劑或現成提取粉末來預防血小板減少症。花生衣在中藥中是一種「止血」藥草，儘管缺乏臨床試驗，但是有一項臨床前研究支持其使用。一個日本團隊最近發現在 CD34 人類細胞的液體細胞培養系統中，花生衣提取物可加速巨核細胞形成前血小板。

中國社會有另外兩種常見「抗癌」草藥是靈芝和冬蟲夏草。靈芝是中國古代用作癌症化療的蘑菇。它已被證明可抑制組成型活性核轉錄因子 Kappa B 和 AP-1，並能抑制侵襲性乳癌和前列腺癌細胞的細胞粘附和細胞遷移。冬蟲夏草是一種寄生在鱗翅目幼蟲身上的真菌，在中藥中非常受重視。有實驗室證據表明它具有抗轉移作用。這是通過抑制基質金屬蛋白酶 MMP-2 和 MMP-9 的活性來抑制癌細胞的侵襲，加速癌細胞的金屬蛋白酶組織抑制劑 TIMP-1 和 TIMP-2 的分泌。它還具有免疫調節和細胞凋亡誘導作用。然而最近的一項研究表明冬蟲夏草通過增加睪酮的產生和刺激 AR 依賴性途徑來降低放射敏感性並促進前列腺癌細胞的生長。因此在推薦這些草藥之前需要進行臨床研究。

另一個值得討論的草藥產品是 PHY906（KD018），它是已具有 1800 年歷史的經典中藥方劑「黃芩湯」為基礎的四藥方劑，同時已被耶魯大學開發為一種藥物。它已被證明可以增強索拉非尼（Sorafenib）和納武利尤單抗（Nivolumab）對肝細胞癌的作用。在一項將卡培他濱

（Capecitabine）與 PHY906 結合用於 25 名胰腺癌病人作為吉西他濱
（Gemcitabine）失敗後的救援性化療的 II 期研究中，中位無惡化生存
期為 10.1 週，而中位總生存期為 21.6 週。PHY906 亦被發現可緩解腹瀉
和卡培他濱（Capecitabine）治療的手足症侯群副作用。另一項在直腸
腫瘤術前輔助放化療中使用 PHY906 和卡培他濱（Capecitabine）的試
驗正在進行中，以確定是否可以減少腸胃副作用（NCT02178644）。

藥物 —— 草藥相互作用和毒性

坊間有許多關於傳統中草藥肝毒性的軼事報導。最近的文獻回顧
發現 77 宗已發表的肝毒性病例或病例系列可能與 57 種不同草藥和草
藥混合物有關。只有大約一半（57 種草藥產品中的 28 種）可能存在因
果關係。常用中草藥，如黃芩和何首烏也有被報告。這些報告需要被謹
慎研究，因為肝毒性也可能是由草藥中的污染物、其他藥物或潛在疾病
引起的。另一個值得注意點是亞洲慢性乙型肝炎感染率很高（香港為
7.8%）。眾所周知，乙型肝炎再激活在接受化療病人中更為常見。乙型
肝炎再激活對結合使用西藥和中草藥的病人之影響值得被進一步研究。

最近一份報告顯示中國住院病人藥物性肝毒性牽涉藥物的主要類別
是中藥或草藥和膳食補充劑（26.81%）。然而該研究並未區分中醫師處
方的中藥材和非處方藥材。此外該研究中嚴重肝毒性風險仍然很低。這
項研究強調中藥並非完全無毒，正如許多中國病人所認為的那樣。

香港大學團隊正在建立一個關於全身腫瘤治療（化療、標靶治療或
免疫治療）與草藥結合使用時肝腎毒性發生率和原因的數據庫。數據庫
的初步（未發表）結果發現，在香港大學診所中 254 名基線肝功能正常

實體瘤病人中，除了常規全身治療外，25% 的病人同時接受了中草藥治療。中藥組僅 2 位病人和對照組 4 位病人出現 2 級或以上肝功能紊亂 [血清丙氨酸氨基轉移酶（ALT）、天冬氨酸氨基轉移酶（AST）、鹼性磷酸酶（ALP）或膽紅素升高]，然而這兩組之間的發病率沒有差異。獲得最終結果時，將有助確保中西腫瘤治療結合使用的安全性。

藥物 - 草藥相互作用也受到關注，因為許多腫瘤藥物，如他莫昔芬（Tamoxifen）和阿比特龍（Abiraterone），需要細胞色素系統（Cytochrome System）來激活或代謝。西方草藥聖約翰草以其細胞色素抑制作用而聞名。如上所述可以合理地假設中草藥確實存在草藥 - 藥物相互作用，尤其是通常多種草藥用於湯劑時。因此潛在的藥物動力學（Pharmacokinetics）和藥物效力學（Pharmacodynamics）相互作用是腫瘤科醫生經常建議病人不要使用中藥的原因之一。香港醫院管理局（類似英國國民醫療服務體系的法定衛生組織）通過審查已發表的證據來維持藥物 - 草藥相互作用數據庫，以提醒醫生潛在的藥物 - 草藥相互作用。然而由於缺乏已發表的高質素研究，該數據庫遠非完美。儘管如此，該數據庫仍可作為進一步研究的框架。

未來展望和結論

除針灸外，目前關於使用中藥治療腫瘤的證據並不充分。值得一提的是，中醫藥有著悠久的歷史和傳承，也有自己獨特的案例記錄和知識傳承方式。直到最近，中醫才開始受到循證醫學的審查。

鑒於中西醫治療疾病的根本差異，基於西醫診斷的隨機對照試驗來評估中醫療效未必是最佳和適當的。進行藥物臨床試驗也存在實際困

難，因為中醫不採用西方「統一」的方法。中藥方劑往往高度個人化，以滿足個人需求。因此採用務實的試驗設計可能更適合中醫。有趣的是，中醫哲學顯然與當前的精準腫瘤學概念相當吻合。

　　香港將在 2024 年啟用首間中醫醫院。將被預期會成為進行高質素研究和連接中醫藥與西方現代醫學的基地。例如中醫醫院試點項目組近期發布了中醫藥在癌症紓緩治療中的應用指引。該醫院的其他籌備工作仍在進行中。我們團隊與中美兩國的更多合作機構正在積極開展中醫藥臨床研究，希望為我們未來的癌症病人提供更多中醫藥應用證據。

參考
https://pubmed.ncbi.nlm.nih.gov/31178347/

化療後口腔潰瘍
中醫可以如何介入？

撰文：黃韻婷博士

　　癌症治療期間，化療標靶或者頭頸部電療都會引起令病人困擾生口腔潰瘍（俗稱「痱滋」）的問題。由於口腔黏膜在治療過程中受到破壞，嚴重的病人的痱滋每次可多達數十粒。莫說吞食，連吞口水都有如吞玻璃碎般一樣。除了影響進食外，下一步也會引致體重下降以及營養不良。體重在一週內下降 2 公斤乃臨床上警號（惡病質定義乃體重持續在 3 個月內下降 10%），亦會影響病人情緒，繼而影響治療進度。故此，生痱滋看似小事，卻對癌症病人的預後非常重要。

　　西醫方面，如果情況輕微的話，一般會建議病人先用鹽水漱口。如果情況加劇，會建議使用有消毒成分的漱口水。如果是頭頸部電療的病人，醫生會先排除是真菌感染，因為要處方抗真菌的漱口水才能有效紓緩情況。如果有真菌感染的情況，一般口腔內都有一層厚厚的白色舒苔，而且痛的程度亦會加劇！如果真菌感染的情況比較嚴重的話，會處方抗真菌的藥。可惜由於這些藥物有機會引起肝功能下降，所以醫生處方的時候都會小心監測肝功能。如果治療引發嚴重情況的話，醫生會將治療藥物的份量調整，希望減低治療引起的副作用。若情況進一步惡化，醫生有機會停止相關治療直至情況改善為止。

中醫方面，由於西醫治療癌症方法皆以殺死癌細胞為目的，加上大量細胞凋亡及炎症，引起口腔潰瘍都乃一派熱像及陰虛內熱之像，故治療以清熱解毒及養陰潤燥的中藥來處理最合適不過。反覆的口腔潰瘍可用養陰生津的中藥來處理口乾，例如南沙參、百合、石斛。口腔潰瘍流血流膿特別嚴重者，可配清熱解毒中藥，如連翹、黃連、玄參、仙鶴草等等。由於每人體質不盡相同或有病人正服用其他糖尿或降壓藥，必須經中醫建議後方可服用相關中藥。

另外，可以試用中藥來調配漱口水，即是三黃湯／四黃湯，將黃芩、黃芪、黃連加減（+/-）大黃再加水煲滾放涼後再製成漱口水。注意這些中藥的食物色素較重，病人使用後牙齒會變黃，令愛美的病人卻步。其實這些植物色素短期內能減退。若效果不錯，對於食藥多過食飯的病人來說，這些漱口水是適合病人使用的，不妨一試！

已經食了很多西藥的癌症病人始終不想再食那麼多藥的話，可以自行刺激合谷或三陰交穴位（詳情可重溫我們《唱雙黃》第二集的內容，在癌症資訊網內有相關影片）。合谷位處手陽明經，古書有云：「口面合谷收。又陽明經循行口腔及牙肉位置，故強刺激合谷有瀉陽明經熱的作用，從而改善生痱滋問題。另外，三陰交乃三條陰經交滙之處，故按壓三陰交有滋陰降火之效。」當然要把針灸做到更強效果，必須由註冊中醫師施針才更有效果。

除了使用不同類型的漱口水，中醫和西醫亦建議大家注意一下生活小細節，有些病人在口腔潰瘍的時候仍堅持進食比較熱的食物。其實，中醫認為不需要戒口，中醫亦會建議病人在這些時候用清涼的飲料或食物，例如西瓜、梨、豆腐花、綠豆沙等。

另外，在開始進行任何治療之前先進行牙齒檢查，處理好牙周病亦可以減少治療期間引發的牙肉發炎。治療期間需要保持良好口腔護理，例如使用牙線保持牙罅之間的潔淨，適當潔齒的方法都有機會幫助減少牙肉發炎的情況。如果治療期間出現牙周病或牙肉發炎，亦建議尋求牙醫的幫助，適當的護理及抗生素治療可以加快康復進度。

類型	表症	調理方法
心脾積熱型口瘡	· 口瘡起病急，數量大小不等，多分布於舌尖及舌腹部，灼熱疼痛明顯 · 周圍鮮紅微腫，口瘡表面多黃白色分泌物 · 病人怕進食刺激性食物及飲熱水 · 常覺口渴兼有口臭 · 心煩失眠 · 小便黃赤 · 大便秘結 · 舌質紅 · 苔黃 · 脈象滑數	**五黃漱口液** **材料** 黃柏 15 克、黃連 15 克、黃芩 10 克、大黃 10 克、黃芪 10 克 **製法** 1. 材料加水 400 毫升至 500 毫升，浸泡 20 分鐘後煎成約 200 毫升藥液。 2. 放涼後儲起。 用法：飯後漱口 5-10 毫升用。漱口後刷牙。
陰虛火旺型口瘡	· 口瘡數量少，分散，且大小不等、邊緣清楚、反覆發作、灼熱疼痛 · 瘡周紅腫稍窄、微隆起、未有黃白膿液 · 伴口咽乾燥 · 頭暈耳鳴 · 失眠多夢 · 心悸健忘 · 腰膝酸軟 · 手足心熱 · 舌質紅、少苔 · 脈細數	**養陰生肌散** **材料** 珍珠粉 2 克、人工牛黃 2 克、冰片 2 克、黃連 2 克、青黛 2 克、甘草 2 克 **製法** 上述藥物研細粉末，備用。 用法：噴敷口腔潰瘍表面，每日 2 次。
陽虛型口瘡	· 口瘡數目少、色淡而不紅、大而深、表面灰白、日久難愈、疼病時輕時重、服涼藥或勞累後加重 · 面色偏白 · 頭暈乏力 · 經常肚脹胃口差 · 大便易爛 · 或腰酸膝軟 · 手腳冰冷 · 口淡 · 舌質淡、苔白 · 脈沉弱或沉遲	**吳茱萸外敷湧泉穴** 可治療化療後口腔潰爛 **材料** 吳茱萸 6 克、細辛粉 6 克、陳醋適量 **製法** 1. 調成糊狀，敷於腳板底湧泉穴。 2. 每 3-4 小時更換 1 次。

化療後噁心嘔吐
中醫可以如何介入？

撰文：黃韻婷博士

如何定義噁心嘔吐

噁心嘔吐是兩種癌症病人或病人自身出現反應或相關化放療、標靶或免疫治療的常見副作用。噁心嘔吐的出現原因可包括焦慮、炎症、體重改變、癌症轉移、身體缺乏某種電解質、其他藥物的副作用、上下消化道阻塞（例如便秘、胃部食物未能下行）、腹部積水等。

癌症病人面對噁心嘔吐程度可分 5 等級。若然噁心嘔吐在治療以外，仍然持續不斷反覆發生，病人必須與醫護人員溝通，以取得相關止嘔西藥來預防噁心嘔吐的出現，持續的嘔吐會引致急性的電解質紊亂，嚴重者可引致休克。除了藥物治療，臨床指南亦建議其他另類療法以預防及治療噁心嘔吐，其中包括呼吸運動、靜觀、反覆收緊及放鬆肌肉、深層催眠、正向靜觀、音樂治療、針灸或穴位按摩皆能有效幫助病人過渡。其他保健產品中草藥成分有可能跟西醫的化療、電療、標靶、免疫治療有衝突的地方。進食前，一定要向醫護人員查詢。

不同情況的嘔心嘔吐定義

定義	情況
急性 (Acute)	・化療後 24 小時內發生，最高峰在 5-6 小時
延遲性 (Delayed)	・化療後第 2 至 5 天內發生，最常見為 Cisplatin，Carboplatin，Cyclophosphamide 或 Doxorubicin 等化療藥物 ・化療治療多於一天者，多見此類嘔心嘔吐
預期性的 (Anticipatory)	・化療前因為之前的經驗，即使還沒開始化療就發生嘔心嘔吐。多見於年輕病人，因化療劑量較高或病人難以控制嘔吐反射反應等
突發性 (Breakthrough)	・儘管預防，仍然發生嘔心嘔吐
難以治療 (Refractory)	・預期性不能控制，在化療週期反覆發生的嘔心嘔吐

我食鹽多過你食米！

中國人成日講要「湊米氣」，其實飲飲食食，中醫更講究。因此，下文中談及不同大米都有不同種類，要保護癌症病人後天之本，即是脾胃（意思即為西醫眼中腸道吸收與消化系統），變得非常重要。不同米的生長過程、製法與烹調都有不同的效果。大家要留意一下，中藥的不同方劑，有時會用大米、粳米、炒米或米湯，白粥調配以幫助病人康復，令效果事半功倍。

各類米粒的特質和用途

品種	生長	特質	屬性／功效	備註
秈米	・長江以南一帶的水稻一般為秈稻，出產的米便是秈米 ・香港位於中國的南部，所以我們日常食用的大都是秈米 ・香港人較熟識的泰國香米亦屬於秈米的一種	・秈米顏色為半透明 ・外型呈長橢圓形或細長形	・味甘性溫 ・能夠溫中益氣 ・健脾止瀉	・所以在食譜除非註明，否則大米就是秈米
粳米	・長江以北一帶的水稻一般是粳稻，出產的米便是粳米 ・中國東北人一般以粳米為主要食糧 ・香港常見的粳米有東北大米、珍珠米和日本米	・粳米顏色為白透明或半透明 ・米粒短而粗，且飽滿 ・煮熟後柔軟	・粳米有補脾胃氣 ・養五臟、長肌肉、止煩止瀉、壯氣力的功效 ・更可入藥以作顧護腸胃，如瀉白散、白虎湯及竹葉石膏湯等，因方中有較多寒涼之藥，易敗壞胃氣，所以都會加粳米以護之	
糯米	・糯稻（水稻的粘性變種）種出來的米，可分為秈糯及粳糯	・糯米色白不透明，質地較秈米及粳米黏稠，多用作製造糭子、湯圓、酒釀小食	・糯米性溫味甘，有暖脾胃、止虛寒性的泄瀉、縮小便、收自汗的功效，但多食卻易壅塞經絡之氣，令身軟筋緩，或引發心悸及癰疽瘡癤腫痛。因此，有關節疼痛損傷、心臟血管疾患，以及有皮膚瘡瘍的病人都要忌食糯米	・糯米黏性重較難消化，小兒及消化不良的病人亦應避免多食

各種症狀和調理方法

類型	症狀	調理方法
痰濕型	食慾差、胃口差、胃部脹悶感明顯、噁心、嘔吐清水或稀白痰、舌淡、舌苔白厚膩，脈滑	**食療** 宜：進食健脾、化濕的食物，比如陳皮、熟薏米（薏苡仁）、白扁豆等。 忌：油膩、甜味、煎炸食物、生冷飲食。 **陳皮薑棗粥** 對象：化療期間胃口差，噁心嘔吐 **材料** 陳皮 20 克、熟薏米 50 克、大米 100 克、紅棗（去核）5 粒、生薑汁 5 克（後加） **製法** 上述食材加清水 900-950 毫升，以中火煮沸，轉小火熬成粥，約 50 分鐘，形成時兌入薑汁即成。 用法：每天 1 次 功效：降逆止嘔健脾化濕 **穴位按摩** 1. 取穴內關、足三里 2. 定位內關：腕橫紋起往近心端 2 寸，兩筋之間。 3. 足三里：犢鼻穴（外膝眼）下 3 寸，脛骨外側 1 橫指。 方法：以拇指（指肚位置）按揉穴位，按摩力度以局部酸脹為適合，順時針或反時針旋轉，每穴按揉 10 分鐘，每日可按揉 3-4 次。
脾胃虛弱	噁心、嘔吐、完全無食慾、大便溏薄、腹脹、疲倦、疲乏、舌淡齒痕苔薄白，脈緩	**食療** 宜：健脾、補氣飲食，如山藥、番薯、南瓜、大米。 忌：油膩、生冷飲食 **栗子淮山粥** 對象：化療期間噁心嘔吐者 **材料** 栗子 100 克、大米 100 克、山藥（即淮山）20 克、薑汁 15 克（後加） **製法** 1. 食材加入清水 1,000 毫升，以中火煮沸，轉小火熬成粥，約 1 小時。 2. 粥成時，兌入薑汁即成。 用法：每天 1 次 功效：降逆止嘔，健脾開胃

類型	症狀	調理方法
胃陰虛之嘔吐	噁心、乾嘔、嘔逆頻繁、咽乾、大便秘結；小便灼熱、胃部嘈雜、舌紅少苔，脈細數	**食療** 宜：清潤飲食。適當食用清潤飲食、蔬菜水果汁，比如銀耳、海參、百合、牛奶等。 忌：燥熱辛辣，煎炸食物。 **蓮藕薑汁粥** 對象：化療期間噁心嘔吐，屬於陰虛內熱者 **材料** 新鮮蓮藕 450 克，生薑汁 10 克（後加），南沙參 30 克，大米 100 克 **製法** 1. 食材加入清水 1,000 毫升，以中火煮沸，轉小火熬成粥，約 1 小時。 2. 粥成時，兌入薑汁即成。 用法：每天 1 次 功效：養陰和胃止嘔降逆 **山藥蘿蔔粥** 對象：化療期間胃口差、嘔吐者 **材料** 鮮紅蘿蔔 300 克，山藥粉 30 克，大米 100 克，山楂乾 30 克，生薑汁 10 克（後加） **製法** 1. 紅蘿蔔洗淨切細粒，加山楂乾，大米淘洗後，加清水 1,000 毫升，以中火煮沸，轉小火熬成粥，約 1 小時。 2. 粥形成時，加山藥粉，薑汁，再煮 5 分鐘即可。 用法：每天 1 次 功效：和胃消食止嘔 **穴位按摩** 1. 取穴內關、陰陵泉 2. 定位內關：腕橫紋中點起往近心端方向上 2 寸，兩筋之間（掌長肌腱與橈側腕屈肌腱之間）。 3. 陰陵泉：脛骨內側踝後下方凹陷處。 方法：以拇指（指肚位置）按揉穴位，按壓力度以局部酸脹為度，順時針或反時針旋轉，每穴按揉 10 分鐘。每日可按揉 3 次。

類型	症狀	調理方法
肝胃不和嘔吐	胸脅位置脹悶疼痛、噯氣、噁心嘔吐、反胃泛酸、情緒抑鬱、煩躁、舌紅苔白，脈弦	**食療** 宜：清淡。可適當服用玫瑰花、紫蘇葉、佛手相等。 忌：生冷、辛辣燥熱、煎炸、油膩。 **佛手陳皮蛋白粥** 對象：化療後嘔吐者 **材料** 佛手 15 克、陳皮 15 克、生薑 4 片、大米 100 克、雞蛋白 1 個 **製法** 1. 陳皮洗淨，生薑切片，陳皮切絲、薑切粒、大米放入鍋中，水 1,000 毫升，以中火煮沸，轉小火熬成粥，50 分鐘。 2. 粥成時，加入蛋白，待蛋白熟透後即可食用。 用法：每天 1 次 功效：疏肝和胃止嘔 **穴位按摩** 1. 取穴內關、陰陵泉、太衝。 2. 定位內關：腕橫紋中點起往近心端方向上 2 寸，兩筋之間（掌長肌腱與橈側腕屈肌腱之間）。 3. 陰陵泉：脛骨內側眼後下方凹陷處。 4. 太衝：位於足背側，第 1、2 蹠骨聯結部之間凹陷中。 方法：以拇指（指肚位置）按揉穴位，按壓力度以局部酸脹為度，順時針或反時針旋轉，每穴按揉 10 分鐘。每日可按揉 3 次。

化療藥物引起腹瀉
中醫可以如何介入？

撰文：黃韻婷博士

　　癌症相關治療（化放療）引起的腹瀉可導致脫水，電解質紊亂，營養不良，體液流失，導致病人有住院的需要。癌症本身和癌症治療皆可引起腹瀉。因治療所引起的腹瀉，有多種不同類型，如化療的藥物，可直接刺激

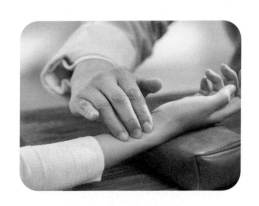

或傷害腸道黏膜上的隱隙細胞或絨毛細胞；放射治療則可能傷害大、小腸黏膜，進而引起分泌型的腹瀉。上述情況同時存在時，就更容易引起嚴重、甚至危及生命安全的腹瀉，因為不可控制的腹瀉或需要暫緩治療從而導致死亡。

　　美國國家癌病研究院（National Cancer Institute）把癌症相關腹瀉分 4 級。0 級為沒有腹瀉或大便次數增加；1 級為每天治療前的排便次數增加不到 4 次；2 級是每天排便次數增加 4-6 次；3 級是大便次數增加多於 7 次或以上；4 級是在 3 級以上及加上生理情況惡化至要加強照護，或出現血液報告有任何異常變化。

治癌藥物與腹瀉

可能造成腹瀉的化療藥物很多，其中最常見藥物為 5-Fluorouracil（5-FU），根據美國 Leichman 等人發表的一項研究中，接受 5-FU 注射的大腸直腸癌病人中，有 26%-43% 發生腹瀉，其中以快速注射者較易發生，更有 5-6% 病人有 3-4 級嚴重腹瀉。較新的抗癌藥物中，以 Irinotecan（CAMPTO）較有名，此藥被用來治療較嚴重的大腸直腸癌，其可能引起的早發型腹瀉，可達 50%（約 8% 為第 3-4 級），遲發型更達 80%（約 30% 為第 3-4 級），所以在接受 Irinotecan 治療的病人必須接受特別治療前給藥及治療後給藥以作預防。另外一種抗癌藥 Topotecan（治療卵巢癌及小細胞肺癌），也會引起 32% 病人發生腹瀉（4% 為嚴重型）。

在化學治療中，若合併使用其他藥物，以增加抗癌療效時，也可能同時增加腹瀉的可能，如 5-FU 合併使用 Leucovorin 就是最好的例子。M A Poon 等人在 1989 年的報告，合併使用 5-FU 及 Leucovorin，雖然沒有增加嚴重型的腹瀉（都在 10% 左右），但整體腹瀉的情況比單獨使用 5-FU 增加約 20%。

放射治療（特別是骨盆腔的放射治療）常造成急性腹瀉，如果再合併 5-FU 的注射（同步放射／化學治療，用於直腸癌）則可能造成急性腹瀉，比單獨接受放射治療者增加達 30% 以上，其中嚴重型腹瀉更由 4% 增加至 22%。

參考
https://pubmed.ncbi.nlm.nih.gov/1941055

腹瀉處理

對癌症治療所引起急性腹瀉的處理，可分為藥物及非藥物兩大類。一般而言，非藥物性的處理包括：避免特殊可以引起腹瀉的食物及藥物（酒、咖啡、含牛奶品、高脂、高纖、橘子或黑棗汁及辛辣食品等）、少量多餐以及水分補充等。藥物處理方式則包含類鴉片製劑（如 Loperamide 或 Dipheoxylate）和 Octreotide（必要時）。

有不同研究顯示，臘梅花、三七、黃芪、白朮、升麻、陳皮、柴胡、甘草、當歸、半夏、澤瀉、黃芩、大棗、茯苓、豬苓、蒼術、肉桂及乾薑，對癌症病人的腸黏膜在化療、電療、免疫治療和標靶治療過程中都有保護的作用。以上藥物，在中醫師角度乃提升中氣，脾胃生化功能，故此對腸胃消化吸收或者增加食慾都大有幫助。研究更顯示，使用中藥必須多於 3 週或以上才可達到理想的效果。這對病人的消化道吸收、長期體重管理及復康有改善空間。癌症病人的飲飲食食，都要切記體重在一週內，不可以下降多於 2 千克，即約 4 磅左右。因此，大便過多或過少都要留意。

參考
https://www.ncbi.nlm.nih.gov/pmc/articles/PMC6294045/
https://www.frontiersin.org/articles/10.3389/fphar.2020.00252/full

腹瀉類型與調理方法

類型	症狀	調理方法
脾虛濕盛	・不思飲食，胃口差、厭食 ・腹脹 ・大便次數增多、大便稀爛 ・倦怠乏力 ・舌淡苔白 ・脈細弱	宜：健脾、化濕飲食，比如白扁豆、山藥、炒麥芽，山楂或熟薏米等。 忌：生冷油膩 **薏仁芡實山藥粥** 對象：化療後腹瀉者 **材料** 熟薏仁 40 克、芡實 40 克、淮山（即山藥）40 克、炒大米 100 克 **製法** 以上材料同煮成粥。 用法：每天 1 至 2 次 功效：健脾養腎止瀉 **白術扁豆豬肉粥** 對化療後腹瀉、胃口差 **材料** 豬肉 300 克、大米 100 克、炒白术 40 克、炒白扁豆 40 克、炒麥芽 15 克、生薑 3 片 **製法** 1. 豬肉汆水，切成小塊。 2. 將豬肉同炒白扁豆、炒白术、炒麥芽，生薑放入鍋中，加清水適量浸過食材。 3. 中火煮 50 分鐘，過濾出渣取汁，用汁和米煲粥食用。 用法：每天 1 次 功效：健運脾胃，化濕止瀉 **蓮子淮山粥** 對象：化療後便溏腹瀉，屬於脾虛者 **材料** 淮山粉 40 克、炒大米 100 克、蓮子粉 30 克 **製法** 1. 將淮山粉與蓮子粉，及淘洗後的炒米同放鍋內，加入清水。 2. 先用中火煮，再改用小火煮，熬 30 至 40 分鐘至炒米軟爛即可食用。 用法：每天 1 至 2 次 功效：健脾止瀉

類型	症狀	調理方法
		穴位按摩 1. 取穴：足三里、陰陵泉。 2. 定位：足三里：犢鼻穴下 3 寸，脛骨外側 1 橫指。 3. 陰陵泉：脛骨內側髁後下方凹陷處。 方法：用拇指（指肚位置）揉按穴位，以酸脹為適合。每穴 10 分鐘。每日 2 至 3 次。
脾腎陽虛	· 天亮之前肚臍周圍疼痛 · 喜溫喜按 · 腸鳴腹瀉，大便稀爛 · 四肢冰冷 · 腰膝酸軟 · 舌淡胖苔白滑 · 脈沉細	宜：溫補脾腎又止瀉之食物，如牛肉、雞肉、豬肉、淡菜、韭菜、鮮辣椒、熟薏仁、乾薑、胡椒等；山藥、酸梅、石榴、蓮子、芡實等具有止渴的食物均可食用。 忌：肥甘厚味，寒涼油膩飲食，比如蕎麥、豆腐、肥豬肉、燒鴨肉、炒松子、花生醬、冬瓜、涼瓜、芹菜、空心菜、香蕉等。其他具有油膩潤滑通便作用的食物應該少食以防大便更多，如西瓜、大蕉、蜂蜜、桃子等。 **胡桃仁扁豆粥** **材料** 核桃仁 20 克、炒白扁豆 50 克、淮山 60 克、大米 100 克 **製法** 1. 核桃仁 20 克、研成膏狀備用。 2. 加入 50 毫升熱水拌勻膏狀核桃，濾汁備用。 3. 炒白扁豆、淮山、大米共加入清水 800 毫升，中火煮沸，小火煮米熟爛後成粥。 4. 將核桃汁加入再煮 10 分鐘即可。 用法：每週 2 至 3 次，止瀉後停服。 功效：溫脾腎助陽以止瀉
脾胃濕熱腹瀉	· 腹痛腹瀉、頻頻腹瀉忍不住 · 肛門灼熱成日損 · 排便不清、大便稀爛或黏不爽、大便臭 · 伴有口渴 · 小便短赤 · 舌紅苔黃膩 · 脈滑數	宜：清熱利濕飲食，如西芹、白茅根、冬瓜等 忌：不宜熱性食物及油膩飲食，以免助生濕熱，如芒果或榴槤。 **赤小豆薏米飲** **材料** 赤小豆 30 克、生薏米 30 克 **製法** 1. 赤小豆、生薏米加清水約 600 毫升，中火煮沸。 2. 轉文火煮至取汁 200 毫升，備用。用法：每週 2 至 3 次 功效：清熱利濕止瀉

類型	症狀	調理方法
		馬齒莧粥 **材料** 馬齒莧 30 克、炒米 50 克 **製法** 馬齒莧和炒米煮粥。 用法：每天 1 次，止瀉後停服。 功效：健脾利濕止瀉
肝鬱脾虛腹瀉	·每逢抑鬱惱怒，或情緒緊張之時，即發生腹痛腹瀉，腹瀉腹痛後痛減 ·伴有胸脅脹痛 ·噯氣泛酸 ·胃口差 ·舌淡苔白 ·脈弦或弦滑	宜：選用理氣解鬱、健運脾胃的食物，如佛手、玫瑰花、大麥、炒麥芽、蘑菇、淡豆豉、蘿蔔、淮山、夏枯草、菊花等。 忌：少食酸澀食物，如烏梅、石榴、楊桃、酸棗等。 **淮山佛手粥** **材料** 佛手 35 克、淮山 60 克、扁豆 60 克 **製法** 上述食材共煮粥，煮熟後加少量黃糖食用。 用法：煮粥食用，每週 2 至 3 次。 功效：疏肝健脾止瀉 **茶療** **材料** 扁豆花 5 克、玫瑰花 5 克、茉莉花 5 克、紅棗（去核）4 粒 **製法** 以上四味，水煎服或沖茶，加少量紅糖。 用法：代茶飲。每日 1-2 次。 功效：疏肝健脾 **穴位按摩** 1. 取穴內關、足三里、太衝 2. 定位內關：腕橫紋中點往近心端上 2 寸，兩筋之間（掌長肌腱與橈側腕屈肌腱之間）。 3. 足三里：在小腿前外側，犢鼻前下 3 寸，距脛骨前緣 4. 外側 1 橫指。 5. 太衝：足背側，第一、二趾蹠骨連接部位中。 方法：以拇指（指肚位置）揉按穴位，以酸軟為度。每穴 5 分鐘。每日 2 次。

化療藥物引起便秘
中醫可以如何介入？

撰文：黃韻婷博士

　　我們知道化療、電療、標靶、免疫等治療皆會形成腸黏膜的破壞，故此腸道吸收有困難，當中包括大腸水份的吸收功能紊亂而形成便秘。

　　大便習慣因人而異，若因治療期間排便習慣減少（正常次數可由每天 3 次到每週 3 次），及糞便乾硬難以排出定義為便秘。近年發現排便會有腹部不適如腹脹、腹痛及直腸不適如肛門疼痛、灼熱，甚至沒有想排便的感覺，亦被視為便秘問題的症狀，需要進行適當治療，否則排便障礙日漸嚴重，可影響健康。大便困難亦可因腹部積水、腸梗塞而引致。腸梗塞可以因為腫瘤阻塞消化道而引致。故此，癌症病人及家人必須留意便秘次數或習慣，積極與醫護人員溝通，以跟進其病情。

　　中醫稱便秘為「大便秘結」，主要病變在大腸，但與肝、脾、腎等臟腑功能失調有關係，所以治療便秘不能只顧促進排便，要解除真正的致病原因，才能使大便完全通暢。中醫認為整個消化道為腑，故以通為用（通暢為最佳狀態，食物或渣宰都必須向下行）。大便不能暢順從大腸去到肛門，便視為「便秘」。

　　便秘大致分成 4 種類型，熱秘及氣秘屬「實秘」；冷秘及虛秘屬「虛秘」。各類型的食療及改善方法均不同，而個別體質又可以同時出現虛實夾雜，所以治療要視乎病人的病情而改變。西藥治療便秘多用草餅或

使用 Lactulose 幫助病人排便；中藥中有攻下、峻下及潤下不同的通便藥。

· **熱秘**：腸胃積熱引起，常見於吃辛辣烤炸食物後引發，伴有身體時時發熱；愛喝冷飲，口乾舌燥，小便深黃等症狀，治療上採取清熱潤腸的方法，可用麻子仁、決明子、大黃等中藥。

· **氣秘**：情志失調引起，常見於憂思過度及久坐少動的城市人，伴有胃易脹滿，噯氣頻頻，腹脹不舒，肛門重墜感等症狀，治療上採取順氣導滯的方法，可用陳皮、佛手、枳實等中藥。

· **冷秘**：體弱陽虛引起，常見於老年人及貪食寒涼生冷食物後引發，伴有腹冷痛，手足冰冷，腰膝酸軟等症狀，治療上採取溫陽通便的方法，可用肉蓯蓉、肉桂、覆盆子等中藥。

· **虛秘**：可根據起因再分為氣虛、血虛及陰虛。氣虛病人排便乏力，氣短懶言，臉色蒼白，宜補氣健脾，建議可用黨參、黃蓍等；血虛病人伴面無血色，眩暈心悸，宜補氣潤腸，建議可用桑椹、當歸等；陰虛病人則大便乾澀難解，口乾舌燥，宜滋陰補腎，建議可用沙參、麥冬等。

　　中藥食療可以改善便秘，養成固定時間排便，多運動及多吃蔬果亦很重要。配合按摩腹部能改善腸道健康，繞著肚臍周圍順時針方向按摩，除了可順著腸道的走向外，肚臍周圍有很多穴位幫助排便，一天可按多次以改善便秘問題。曾經有一個大型薈萃分析研究顯示，針灸天樞及使用番瀉葉有效改善便秘。

參考
https://www.liebertpub.com/doi/abs/10.1089/acm.2008.0373

便秘類型與調理方法

類型	表症	調理方法
脾腎陽虛 便秘	·大便排出困難，大便乾結如羊球粒，或軟便 ·伴面色蒼白 ·小便量多色清 ·腹部隱痛 ·喜溫喜按 ·腰膝酸軟 ·四肢冰冷 ·怕凍 ·舌淡苔白滑 ·脈沉細或沉遲	宜：溫補脾腎兼有潤腸通便的食物，如黑芝麻、核桃仁、淮山、肉蓯蓉、薤白、海參等。 忌：酸斂固澀止瀉的食物，如烏梅、蓮子、炒扁豆、石榴、芡實、糯米等。 **黑芝麻淮山粥** **材料** 淮山 40 克、黑芝麻 30 克、火麻仁 20 克、炒米 50 克 **製法** 上述食材煮至爛熟，加芝麻油數滴。 用法：每週 1 至 2 天吃 1 次 功效：溫補脾腎，潤腸通便。
氣血兩虛 便秘	·排便困難 ·大便乾結 ·面色蒼白兼有心悸心慌 ·講話氣不夠 ·頭暈健忘 ·口唇指甲顏色淡 ·舌質淡苔薄白 ·脈細無力	宜：補益氣血為主，如牛肉、豬肉、黃芪、淮山、龍眼肉、紅棗、花生、海參、芝麻、核桃仁等。 忌：溫燥飲食 **黃芪龍眼粥** **材料** 黃芪 25 克、大米 100 克、蜂蜜 10 毫升 **製法** 1. 黃芪及龍眼肉先洗淨，加清水，水煎 30 分鐘取汁。 2. 再加大米，文火煮成粥，調入蜂蜜，再煮 10 分鐘即成。 用法：每天 1 次 功效：補養氣血，潤腸通便。 **三仁粥** **材料** 火麻仁 15 克、黑芝麻 15 克、松子仁 10 克、炒米 100 毫升 **製法** 1. 將火麻仁，松子仁，黑芝麻放入鍋內，炒香，搗爛成泥備用。 2. 炒米放入鍋中，加清水 800 毫升，先中火煮沸，再文火熬成粥，調入火麻仁、松子仁和黑芝麻泥等，再煮 5 分鐘即成。 用法：每天 1 次 功效：補腎潤腸通便

中西醫藥劑師傾下偈

類型	症狀	調理方法
		腹部按摩 對象：此法不適用於腹部有腫瘤者，或肝轉移瘤導致肝臟腫大者。 **方法** 1. 便秘時可按摩腹部。 2. 由右下腹開始順時針方向，做劃圈狀運動，約 15 至 25 圈，以促進腸蠕動，利於排便。
大腸濕熱便秘	·排便不順，大便乾結、或便溏不爽不死 ·面紅口乾 ·腹痛脹滿 ·舌紅苔黃膩 ·脈數或滑數	宜：辛辣燥熱飲食。 忌：清熱利濕食物 番瀉葉水 **材料** 番瀉葉 3-5 克 **製法** 番瀉葉開水泡服。 用法：代茶隨意飲用，大便通則停飲

化療後白血球減少
中醫可以如何介入？

撰文：黃韻婷博士

　　癌症病人經過化學、標靶、電療或者免疫治療後所使用的藥物，對於生長較快的細胞影響會較大，因此除了腫瘤細胞外，各種血球和頭髮生長也容易受到壓抑。由於骨髓是主要造血組織，所以癌症治療後幾乎都會產生某種程度的「骨髓抑壓」，而引起白血球降低的副作用。白血球減少是指白血球數目少於正常值 4,000/mm³，由於白血球具有抵抗感染的功能，一旦下降就代表了身體防禦系統被破壞，感染的發生機會增加，嚴重的話甚至會危及生命。

　　通常，白血球降低時，病人不會有自覺症狀，多半要在發生了感染時，才會出現感染的相關症狀，包括：體溫超過 38℃發燒、發冷、冒汗、腹瀉、排尿灼熱感、嚴重的會引致咳嗽或喉嚨痛、異常的陰道分泌物或皮膚瘙癢等。病人拿著血液報告，見到白血球分化的各種細胞，都異常擔心。其實，身體內的軍隊（白血球總數）夠數的話，白血球會自我分化為中性白血球等其他細胞，只是身體需要時間康復。常見西醫會為病人注射升白針，治療期間若沒有持續注射升白針，病人的白血球持續低下，會阻礙治療進程。

在內地，一個大型的臨床研究顯示 453 位乳癌病人在化療前開始服用中藥，比起 359 位沒有服用中藥的乳癌病人，28% 可以減低出現白血球減少的情況。可以見到癌症病人在開始治療前，先服中藥有機會幫助病人減少治療出現延誤的情況。這個研究中更加發現聯合使用 Anthracyclines、Paclitaxel 或 Docetaxel 有最顯著的改善。中藥透過（1）改善骨髓造血微循環；（2）改善細胞分裂進程（D1，G0/G1，S，G2/M）；（3）改善基因免疫功能 CDK4、CDK6、IL-1β、IL-3、IL-6、SCF 及 GM-CSF 等。因中藥可針對性處方，會更為有效。

白血球過低時，食物方面可以優先選擇高蛋白的食物，幫助身體恢復健康，像是全熟的牛肉、白肉、雞蛋、牛奶跟魚類，鐵質豐富的紅菜頭、車厘子或士多啤梨都可以提升白血球。香菇、黑木耳、薏仁、銀耳、蓮子、桑椹可增加免疫力；中藥的黃芪、當歸、黨蔘、枸杞、紅棗（黑棗更養血）、伏苓、丹參、三七也可增加免疫球蛋白的數目。大家要留意，五加科人參或對特定標靶、化療治療有相互作用。故此，使用任何中藥都要向醫護人員查詢。如果精神狀態許可的話，可以酌量配搭適當運動，能夠更有效提升免疫力。

參考
https://www.hindawi.com/journals/ecam/2015/736197/#results

化療後白血球減少的體弱類型與調理方法

類型	表症	調理方法
氣血兩虛	·頭昏眼花 ·講話氣不夠 ·周身乏力 ·面白無華 ·容易感冒 ·舌淡苔白 ·脈細弱	氣血兩虛者，不耐勞累，運動量不宜過大，可以做八段錦、太極氣功等運動 宜：進食容易消化飲食。山楂、炒麥芽、陳皮、山藥等，可幫助健運脾胃，幫助飲食消化吸收，補充營養。 忌：油膩飲食、生冷飲食。此類飲食容易損傷脾胃，影響脾胃運化，氣血生化起源，加重氣血兩虛。 **黃芪烏雞湯** 對象：化療後氣血兩虛之白血球減少者 **材料** 黃芪 50 克、枸杞 20 克、黨參 20 克、老薑 4 片、烏雞 200 克、鹽適量、紅棗及黑棗去核各 5 粒 **製法** 1. 烏雞清洗乾淨，去皮，切塊；黨參、黃芪切段，鍋中加清水適量，燒開。 2. 放入雞塊燙滾 1 分鐘，撈出。 3. 用清水沖洗血污水，將烏雞、薑片、黨參、黃芪、紅黑棗、枸杞子裝入鍋中，加入清水浸沒過食材，先中火煮開後，轉小火慢燉 1 個小時，雞肉爛熟後加鹽調味即可。 用法：每週 2 次 功效：補氣養血
脾腎兩虛 白血球減少	·精神倦怠 ·面色蒼白 ·頭暈耳鳴 ·失眠多夢 ·食慾不振 ·大便、小便清長 ·喜暖畏寒 ·腰膝酸軟 ·舌質淡胖 ·苔薄白 ·脈沉	宜：化療後脾胃受損，運化失職，適宜飲食容易消化的餐點；佐餐時可加陳皮、山楂、生薑、檸檬等開胃健脾食材。腎虛不生髓，可加枸杞、龍眼肉、豬骨、海參等填精補髓。 忌：生冷、黏滑、油膩。少食冬瓜、薏米、白蘿蔔等破氣傷腎食材。 **淮山棗杞湯** 對象：化療後白血球減少，屬於脾腎兩虛者 **材料** 蟲草花 30 克、枸杞子 15 克、淮山 50 克、紅黑棗（去核）各 5 粒、生薑 2 片、瘦肉 300 克 **製法** 1. 瘦肉洗淨余水，紅黑棗去核可壁開兩半。 2. 將所有食材放入鍋中，加入清水 800 毫升，以中火煲滾後，改文火煮 1.5 小時，酌加少許鹽調味。 用法：每週 2 至 3 次 功效：健脾溫腎

類型	症狀	調理方法
肝腎不足 白血球減少	・頭暈耳鳴 ・右脅隱痛 ・五心煩熱 ・不寐多夢 ・潮熱盜汗 ・舌紅 ・少苔 ・脈細數	宜：清潤食材，比如淮山、枸杞、牛奶。 忌：溫燥飲食，比如辣椒、胡椒、咖喱。 **黑米枸杞龍眼粥** 對象：化療後白血球減少，屬於肝腎陰虛者 **材料** 黑米 100 克、龍眼肉 15 克、桑椹子 15 克、枸杞 15 克、冰糖適量 **製法** 1. 先浸泡黑米 2 小時，放入鍋中，加清水 500 毫升，用大火煮沸後。 2. 用文火煮至黑米開花，再加入龍眼肉、桑椹、枸杞子，再煮 15 分鐘，加冰糖即成。 用法：每日 1 次 功效：滋補肝腎

化療後血小板減少或貧血 中醫可以如何介入？

撰文：黃韻婷博士

癌症病人經過化學、標靶、電療或者免疫治療後所使用的藥物，於骨髓是主要的造血組織，所以「骨髓抑壓」隨之而來的乃是血小板降低的副作用。使得血小板過低，導致不同程度的出血，但只要做好正確的預防措施，待治療結束後，大部分都會慢慢恢復正常。血小板的正常值為 15 萬至 40 萬 ul/mm^3，若血小板低於此數值時，可能會出現的症狀為：

- ·皮膚出現紫色出血點或不明原因的瘀斑
- ·疲倦、蕁麻疹
- ·月經突然量增加
- ·下消化道出血（即大便有出血狀況）
- ·流牙血、流鼻血或受傷後傷口難以止血。若情況嚴重可增加體內出血風險，而出現大便出血、小便出血或嘔血等狀況

有薈萃分析最近整合了 14 個高質量的雙盲隨機臨床研究，合共 1,053 名癌症病人的監測，發現合併使用中藥與化療後，病人在白血球、血紅素及血小板的下降幅度都有明顯改善，比起單純使用西藥化療的病人治療更為有效。當中的中藥多以複方為主，並少有用單味。如果病人

希望盡快配合西醫治療令到血小板增加，則必須向中醫師求診，因為劑量與配伍都較講究，大家要小心使用不同的中藥或藥材。中藥的花生衣、阿膠、鹿角膠、太子參、高麗參、人參、黃芪、當歸、黨蔘、枸杞、紅棗（黑棗更養血）、丹參、三七也可增加血小板數目。大家要留意，五加科人參或對特定標靶、化療治療有相互作用。故此，使用任何中藥都要向醫護人員查詢。

病人如遇到血小板過低時，可以優先選擇含高蛋白的食物，尤其是鐵質豐富的全熟牛肉、白肉、雞蛋、牛奶跟魚類，鐵質豐富的紅菜頭、車厘子或士多啤梨都可以提升血小板。另外膠質豐富的雪耳和木耳都有效幫助提升血小板。如果精神狀態許可的話，可以酌量配搭適當的運動，能夠更有效提升免疫力。

參考
https://www.frontiersin.org/articles/10.3389/fphar.2021.573500/full
https://www.frontiersin.org/files/Articles/573500/fphar-12-573500-HTML/image_m/
fphar-12-573500-t002.jpg

化療後血小板減少的體弱類型與調理方法

類型	表症	調理方法
血熱妄行 血小板減少	·急性出血，上部出血可見於咳血、流鼻血；下部出血可見於便血、尿血，出血量比較大、皮膚紫斑呈現點狀、片狀、色鮮紅 ·舌質紅 ·苔黃膩 ·脈滑數	·日常活動時，動作儘量輕柔，使用軟質牙刷，避免牙齦出血等。 ·避免劇烈運動，避免肢體與硬物碰撞，預防跌倒。 ·應注意多休息，避免勞累。 ·避免情緒緊張，保持愉快心情。 ·儘量避免使腹部壓力增加的活動，如手持重物、咳嗽、噴嚏、下蹲、彎腰搬重物等。 ·大便不暢順時，不要用力排便。 **日常護理** ·注意保護皮膚，免受外傷。 ·應該進食軟熟食物，避免冷硬食物擦傷消化道，引致出血。 ·鼻腔黏膜可塗擦橄欖油，可防鼻出血。 ·應留意有無咳血、尿血、便血及出血量。 宜：清淡，富於營養易消化飲食，多食新鮮蔬菜和水果。 忌：肥甘厚膩，溫燥飲食。 （甘蔗茅根馬蹄飲） 對象：化療後血小板下降伴有出血，屬於血熱妄行證型者 **材料** 白茅根 1 小束、馬蹄 10 粒、粟米 1 條、生薑 2 片、紅蘿蔔 1 個、甘蔗 1 節 **製法** 1. 先將所有材料洗淨，將馬蹄、紅蘿蔔去皮，將甘蔗、粟米、紅蘿蔔切段備用。 2. 煲滾開水，將材料加入已煮沸的開水中，煲 40 分鐘即成。 用法：煲湯飲用，每 2 至 3 天 1 次。 功效：清熱涼血止血

中西醫藥劑師傾下偈

類型	症狀	調理方法
陰虛火旺 血小板減少	·皮下出血之皮膚紫癜較為常見，尖樣出血點到片狀出血斑，顏色鮮紅或暗紅，鼻腔出血、刷牙時最容易出血、部分病人可見血尿，或大便出血 ·女性經期提前，經量增多，經期延長 ·可伴見五心煩熱 ·口乾 ·潮熱盜汗 ·腰酸膝軟 ·舌紅少苔 ·脈細數	宜：滋陰清熱飲食，比如沙參、麥冬、馬蹄等。 忌：溫陽燥熱飲食。 **西洋參阿膠藕粉羹** 對象：化療後血小板下降，屬於陰虛火旺者 **材料** 西洋參粉 10 克、藕粉 80 克、阿膠 10 克 **製法** 1. 蓮藕粉先用冷開水兌勻成藕粉漿備用。 2. 放阿膠入鍋中，加清水 200 毫升，中火煮沸至阿膠全部融化。 3. 加入西洋參粉，攪拌均勻，文火煮沸。 4. 再兌入藕粉漿，攪拌至形成羹。 用法：每日 1 次 功效：清熱養陰，補血涼血
氣虛不攝 血小板減少	·多見於血小板輕、中度下降者，皮膚緩慢分批出現，新出的紫藏顏色淡紅，陳舊的紫癜顏色暗紅，時有鼻血，刷牙時多牙齦出血，色淡紅 ·伴見少氣懶言 ·體倦乏力，活動後加重 ·容易感冒自汗 ·舌淡苔薄白 ·脈細	宜：補氣飲食，如黃芪、山藥、黨參等。 忌：破氣動血飲食，比如白蘿蔔、冬瓜等耗氣，應少用。 **花生衣北芪紅棗湯** 對象：化療後血小板下降，屬於氣血虛者 **材料** 紅皮花生衣 40 克、黃芪 20 克、紅棗（去核）10 粒、阿膠 10 克、龍眼肉 10 粒 **製法** 1. 花生衣、紅棗、龍眼肉、黃芪同入沙鍋、加清水 800 毫升，大火煮沸，轉文火煎煮 1 小時。 2. 過濾渣取汁，得 200 毫升濃汁備用。 3. 阿膠入鍋，加水煮沸，待阿膠完全融化，兌入前述濾汁中即成。 用法：食龍眼肉、紅棗及飲湯。每日 1 劑，連用 4 天 1 療程，血小板升至正常則停用。 功效：補氣養血止血

類型	症狀	調理方法
脾腎陽虛血小板減少	·皮膚顏色淡暗、瘀斑 ·形寒肢冷 ·面色晄白 ·小便清長 ·大便溏薄 ·腹痛腹脹 ·腰酸腿軟 ·舌體胖大有齒痕 ·脈沉遲	宜：偏於溫補脾腎飲食。 忌：寒涼飲食。 **四寶粥** 對象：化療後脾腎陽虛血小板減少伴出血者 **材料** 紅皮花生仁 15 粒、核桃仁 4 粒、龍眼肉 10 粒、紅棗（去核）10 粒、大米 100g **製法** 1. 先將花生仁、核桃仁洗淨，攪爛如膏狀備用。 2. 再將洗淨後的大米、龍眼肉、紅棗放入鍋中，加清水 800 毫升，中火煮沸，改文火熬成粥。 3. 再將花生核桃肉加入，中火煮 1 至 2 分鐘（沸）即可。 用法：每日 1 次 功效：溫補脾腎

貧血類型與調理方法

類型	表症	調理方法
脾胃虛弱貧血	· 面色蒼白無華 · 腦失所養，可見頭暈耳鳴 · 心失所養，故見心悸、失眠、心神不定 · 肺失所養，故見少氣懶言 · 爪為筋餘，不足則爪甲裂脆 · 髮為血，營血不足，故見毛髮枯脫落 · 舌淡苔薄 · 脈細弱	宜：補養脾胃飲食 忌：生冷寒涼，油膩飲食 **黃芪雞汁粥** 對象：化療後脾胃虛弱之貧血者 **材料** 黃芪 30 克、烏雞 200 克、紅棗 5 粒、粳米 100 克 **製法** 1. 將烏雞、黃芪、紅棗放入鍋中，加清水 1,000 毫升，大火煮沸，文火熬成濃湯約 600 毫升。 2. 再加入粳米，文火熬成粥即成。 用法：每週 2 至 3 次 功效：健脾補氣養血
氣血兩虛貧血	· 頭昏眼花 · 少氣懶言 · 心悸心慌 · 體倦乏力 · 食慾不振 · 大便稀溏 · 面色蒼白 · 唇色淡 · 婦女可見月經量少色淡，甚則閉經 · 舌淡白 · 脈細	宜：補氣養血飲食。 忌：生冷油膩傷脾胃飲食。 **當歸枸杞豬肝湯** 對象：化療後出現貧血，屬於氣血兩虛者 **材料** 當歸 10 克、枸杞 15 克、黃芪 20 克、豬膶 60 克 **製法** 上述食材煮湯調味服食。 功效：補益氣血

類型	表症	調理方法
肝腎不足貧血	· 嘴唇指甲蒼白 · 頭暈眼花 · 心煩易怒 · 體力下降 · 不耐勞累 · 耳鳴 · 腰膝酸軟 · 咽乾口渴不欲飲 · 舌邊尖紅 · 苔薄 · 脈弦細數	**龍眼枸杞海參湯** 對象：化療後貧血，屬於肝腎不足者 **材料** 龍眼肉 20 克、黑豆 30 克、純淡乾海參 100 克、薑蔥適量、枸杞子 15 克 **製法** 1. 將乾海參泡發，洗淨備用。 2. 鍋中放入適量清水，燒開，放薑 2 片、蔥 3 段，加入泡發海參煮約 5 至 6 分鐘，撈出海參，清水沖洗一下，海參切成塊狀。 3. 鍋內加清水 800 毫升，放入海參，1 片薑、黑豆、龍眼肉、枸杞，中火煮沸，用文火煮至黑豆爛熟即成。 用法：吃海參、黑豆、龍眼及飲湯。每週服 2 次。 功效：滋補肝腎
脾腎陽虛貧血	· 畏寒怕冷 · 面色㿠白 · 唇甲蒼白 · 頭暈耳鳴 · 心悸健忘 · 周身困倦 · 腰酸腿軟 · 腳踝水腫 · 食慾不振 · 生冷油膩飲食則腹痛腹瀉 · 舌淡胖齒痕 · 苔白滑 · 脈沉	**山藥核桃粥** 對象：化療後貧血病人，屬於脾腎陽虛者 **材料** 山藥 30 克、粳米 100 克、核桃仁 5 個、白糖適量 **製法** 1. 山藥、核桃仁洗淨搗爛，與洗淨之粳米放入鍋中，加清水 800 毫升，中火煮沸，文火煮粥。 2. 粥熟加白糖。 功效：健脾補腎

化療後神經病變（手麻腳痹）
中醫可以如何介入？

撰文：黃韻婷博士

　　部分化學治療藥物如紫杉醇類、鉑類、長春花鹼類等藥物具有程度不一之神經毒性。化療所引起之周邊神經病變症狀，包括四肢末端至膝頭哥以下出現手腳麻痹、刺痛，感覺異常，這些都是由於化療藥物影響神經與手足末梢的感覺神經而導致。

　　據統計指出，完成治療後一個月，約有 68% 病人持續出現手足感覺受損等神經學症狀，即使 6 個月後，仍然會有 30% 病人伴隨手足麻痹症狀而難以解決，此乃化療後遺症。其症狀為中醫所說的「血痹」範疇，近十多年來小型臨床研究證實針灸具有改善周邊神經麻木感和癌症治療中之疼痛效果。化療引起之周邊神經病變不僅相當程度影響病患生活品質，嚴重者甚至還可能使病人中斷接受癌症治療，因此中醫藥的介入及調理，可減緩病人手足麻木症狀跟改善化療後生活品質，讓癌症治療不中斷也能維持一定程度以上之生活品質。

　　要改善神經末梢的更新，臨床指南中指出針灸手法必須輕清及少針數，反而 8 週內，可減少 22-54% 神經痛，中醫師必須知道病人的血常規是否正常，因為血小板過低會有機會出現出血的風險，白血球過低會出現傷口感染的風險。

針灸穴位包括合谷、足三里、陽陵泉、內關、後溪、太衝、地五會、豐隆、八風和照海。中藥方面，首選枸杞子、丹參、三七、黃芪、首烏藤等，因為癌症病人在不同階段使用不同的西藥、中藥及針灸皆必須由中醫師處方。另外，按摩及外用中藥洗劑在內地 15 個臨床研究中皆發現可改善病人的手足麻痺症狀。15 味中藥的複方最為常用的有熟地、桂枝、地龍、白芷、赤芍、莪朮、薑黃、鬱金、紅花、蒲公英、伸筋草、鉤藤和川牛膝等。

參考
https://jamanetwork.com/journals/jamanetworkopen/fullarticle/2762629
https://www.hindawi.com/journals/ecam/2018/6194184/tab3/
https://www.ncbi.nlm.nih.gov/pmc/articles/PMC6476456/

神經病變與體弱類的調理方法

類型	表症	調理方法
氣血虛瘀 周邊神經病變	・化療從早期出現周圍神經毒性反應，指（或趾端燒灼、疼痛、發麻，遇冷刺激加重，比如接觸冰箱中冷凍飲食，天氣寒冷等加重） ・舌淡苔薄 ・白脈細滑	**通痺洗劑** **材料** 桂枝 25 克、川牛膝 25 克、赤芍 30 克、白芍 20 克、雞屎藤 20 克、雞血藤 20 克、黃芪 30 克、當歸 20 克、路路通 20 克、防風 20 克、艾葉 20 克、蔥白 3 條 **製法** 1. 以上藥物以水 2,000 毫升先予浸泡 20 分鐘，再煎水成約 1,500 毫升。 2. 溫水沐足 30 分鐘，水溫約 40 至 45 度。
肝腎陰虛 周邊神經病變	・多療程化療後，肢體遠端麻痺逐漸向近端發展，比如手指麻痺，逐漸向手腳掌，甚至前臂、小腿發展，伴有腳掌、手掌等酸痛或刺痛 ・手腳乏力 ・感覺遲鈍 ・舌淡苔薄且脈弦細開始	**滋陰洗劑** **材料** 桂枝 25 克、懷牛膝 25 克、赤芍 30 克、白芍 20 克、夏枯草 20 克、雞血藤 30 克、鬱金 20 克、莪朮 20 克、路路通 20 克、防風 20 克、艾葉 20 克、蔥白 3 條 **製法** 1. 以上藥物以水 2,000 毫升先予浸泡 20 分鐘，再煎水成約 1,500 毫升。 2. 溫水沐足 30 分鐘，水溫約 40 至 45 度。

中醫介入
緩減治療後的後遺症
撰文：黃韻婷博士

化療腦

很多病人完成化療治療後感覺鈍鈍地，想事總會慢三拍，反應變得遲鈍，這些都是化療對腦部產生的後遺症，已經有不少醫學數據顯示無論腫瘤本身，或者治療（腦部手術、化療、腦部電療等等）都會影響腦部的運

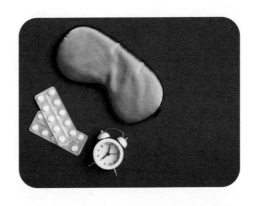

作，令病人感到持續疲倦，影響認知力，記憶力下降，失眠以及抑鬱情緒，這些症狀令病人難以在治療後完全復原，令病人覺得非常困擾。

究竟有沒有方法可以幫病人呢？

從西醫角度來說，這基本上是一個治療後遺症，亦是西醫的盲點位，基本上沒有好方法處理這個情況。一般而言，例如化療後引起失眠。如果失眠情況嚴重的話，適當份量的安眠藥是適合的。所謂適當份量，就是醫生評估病人情況後處方最低劑量而又有效的安眠藥份量。其實安

眠藥有好多種，最合適當然由醫生處方。除了處方安眠藥外，西醫亦會建議病人注重 Sleep Hygiene（睡眠衞生），即是透過改變日常生活的習慣，例如多做運動，減少飲用咖啡因飲品，減少午睡時間，睡覺前兩小時避免使用電子產品等。失眠（即「瞓瞓下醒了」／輾轉反側睡不著）的時候，避免起身做其他事……希望身體可以重新適應日夜節奏，從根本解決睡眠問題。有些時候，可以試用褪黑激素（Melantonin）來調整日夜節奏。但要小心留意劑量，因為這些屬於保健產品，可以從各大藥房自行購買，所以大家一定要細心留意劑量，坊間的褪黑激素劑量可以高得驚人，由 3mg 到 10mg 不等，可以先試試 1.5mg（半粒）或者 3mg（1 粒），一開始便服用 10mg 劑量則太高了，要小心啊！

從中醫角度來說，會分兩個階段處理 Chemo Brain（化療腦）所引起的失眠。第一個階段是處理治療後陰虛火旺的情況，一些保健處方，例如黃連阿膠湯水可以短期紓緩失眠問題。如果是長期失眠問題，中醫角度很多時候認為是血虛問題，可以使用養血配方如酸棗仁湯。但有些情況，例如乳癌病人是正在服用抗荷爾蒙治療的話，便要小心使用某些中藥成分，因為有機會與荷爾蒙治療衝撞。中醫亦強調短期自行服用這些湯水，大部分情況都問題不大，但如果服用超過一星期仍然未有改善，或者病人本身有多種長期病患的話，都是要諮詢中醫才繼續服用處方最為安全。

隨著時代進步，內地和韓國都有不同的資料庫誕生，透過大數據發現某些中藥能夠有效通過血腦屏障（Blood Brain Barrier）到達中樞神經系統產生功效。簡單一點來說，中藥需要通過這個血腦屏障才能發揮補腦／修復腦損傷的效果。暫時為止，有數據顯示人參、刺五加、穿心

蓮、五味子、土茯苓、薏苡仁、石見穿、石菖蒲、王不留行和紅景天都能夠發揮補腦功效。所以中醫會考慮處方使用這些中藥來處理 Chemo Brain。有些時候中醫亦會處方這些藥來處理有腦轉移的病人，但最緊要小心，參類藥物如人參很容易與化療以及標靶藥物有衝突，切記要小心使用。

除了處方中藥，中醫亦會考慮幫病人使用針灸來處理 Chemo Brain。早前香港大學為乳癌病人進行研究，發現針灸有效幫助部分病人處理 Chemo Brain 的症狀。因為針灸相對都比較安全，一方面不需要另外服用藥物；另一方面亦不用害怕跟西藥起衝突。其實外國指引早已建議癌症病人在復康階段可以嘗試使用針灸處理症狀，有些比較常用的頭部穴位例如率谷、四神聰等，大家不妨試試。

總括而言，如果病人出現 Chemo Brain 有關症狀，首先西醫會詳細檢查病人，先行排除跟病情惡化有關的情況，然後再因應症狀看看有沒有適合的西藥處方。通常可以使用的西藥不多，如果情況困擾病人的話，可以考慮針灸或者服用中藥。最後，亦想溫馨提示各位病友，既然經歷癌劫重生，身體情況未能完全回復至從前的巔峰狀態的話，不如借機學習慢活人生。這或許是一個契機學習如何善待自己，享受人生，所以大家不用氣餒！

癌症病人性事有誰知？
怎樣雄風再現？回復性慾？

撰文：黃韻婷博士

　　根據資料顯示，大約 68% 女性和 50% 男性癌症病人有不同程度與不同類型的性功能障礙，例如性慾下降，陰道乾涸，男士勃起障礙以及影響高潮；另外亦有機會影響生育大計或女士會提早收經。

　　腫瘤治療涉及盆腔手術和盆腔電療的話，例如前列腺癌、直腸癌、子宮頸癌、陰道癌、外陰癌等等，都會有機會影響下陰肌肉，從而引起性功能障礙。乳癌手術後亦會因為影響外觀，影響心理從而間接影響性功能。另外，化療和荷爾蒙治療的副作用亦有機會引致性功能障礙。化療後出現的身體不適例如疲倦、身體疼痛或嘔吐，大便困難都有間接影響性需要。乳癌病人和前列腺癌病人所用的荷爾蒙治療亦會影響性慾。

　　雖然這個情況十分普遍，在外國癌症治療指引當中，處理病人的性功能障礙其實是癌症復康的重要一環，只是在香港癌症治療當中經常被忽略，這個亦是因為我們傳統對「性」的話題有所避忌而有莫大關係，所以絕大部分病人和她們的伴侶只會啞忍，久而久之，便會產生家庭問題，繼而影響整個復康過程。

治療期間應避免性生活？

　　首先，有很多病人以及家人都誤解癌症治療期間不適宜有性生活。這個其實是大錯特錯的想法。一般而言，醫生會建議進行內服輻射治療的病人避免性生活一段短短的時間。一般放射性治療（電療），由於體外輻射射進身體內從而影響細胞內的細胞分裂，電療後輻射不會殘留在體內，所以回家後亦不會有輻射影響身邊的家人，亦不會影響同床的枕邊人。

　　至於化療、標靶治療和免疫治療等等都不會透過性行為傳給對方，所以大家不用擔心。如果化療期間感覺身體疲倦的話，或者白血球偏低以及血小板偏低的話，盡可能都建議病人休息為主。縱使身體不適合性行為，但卻可以繼續有其他親密行為，例如擁抱、kiss 或互相撫摸等來維持生活的情趣，有待身體狀況回復的時候更加得心應手。治療期間的適當安撫對心靈有極大輔助，尤其是對乳癌病人而言，適當的撫摸行為在某程度上代表接納對方身體殘缺的行為，對於病人來說意義重大，有機會增加治療的效果，所以千萬不要忽視愛的威力！

　　甲狀腺癌的病人服用放射性碘治療，由於身體內的放射物質需要時間排出體外，所以一般建議治療後兩至四個星期內要避免與人有親密接觸（例如一米範圍內不要超過 30-60 分鐘的接觸，尤其是小朋友以及孕婦盡量少於 15 分鐘接觸），亦建議要避孕大約半年的時間，因為放射性碘治療有機會對胎兒成長造成影響。

　　正電子掃描涉及注射放射性物質，但由於份量只是輕微，所以一般建議正電子掃描後要多飲水以便排出放射性物質，以及掃描後一晚避

免同床以免輻射影響枕邊人，之後便可以正常地過日子，所以不用太擔心。

對於早期前列腺癌病人，無論手術、電療以及荷爾蒙治療都有不同程度的性功能影響，建議在治療時與泌尿科醫生及腫瘤科醫生好好探討，或可因應病人的病情作個人化的分析，選取最適合的治療方案。其實，現在無論是手術或是電療方案都有就著改善性功能障礙而在技術上有所改良，例如手術期間會盡量達致 Nerve Sparing（保留神經）的效果。而在電療的時候，由於前列腺以及直腸在位置上是前後緊密地貼著，現行電療方案如果在電療前於前列腺及直腸的邊界注射啫喱狀物質分離前列腺以及直腸，不但可以減少電療對直腸的副作用，同時亦發現減少電療對神經和陰莖底部肌肉的影響，從而減低電療引起的性功能障礙。

中西醫建議的性功能障礙處理方法

對於男性腫瘤病人出現勃起障礙的話，西醫可以考慮藥物治療（例如偉哥類藥物）。另外，外國亦會建議病人使用真空儀器或者打針方法以幫助勃起，但這些方法在香港並不受到病人廣泛接納。

對於女性腫瘤病人出現陰道乾涸的情況的話，會建議選用潤滑劑幫助減輕行房前的痛楚。如果有下陰出血的問題，要先諮詢醫生的意見，透過檢查排除其他病理因素（例如子宮內膜病變、宮頸問題等等），才建議使用不同類型的潤滑藥膏會比較安全。

如果長時間出現性功能障礙，有機會出現抑鬱的問題，可以透過短時間服用血清素協助改善情況。

中醫方面，就在性功能障礙治療的醫學數據指普遍集中於治療女性的經期問題。研究數據顯示透過使用適當的中藥能有效改善陰道乾涸的情況，例如使用婦科調經 4 號方中含有龜板、龜甲、熟地、生地、知母、黃柏、山茱萸、當歸、川芎、丹參、桃仁、巴戟天、鹿角霜、山藥、茯苓、澤瀉、牛膝、金櫻子、五味子和遠志。由於癌症病人情況比較複雜，建議先諮詢中醫就著病人體質選用不同方案。除了女性的經期問題，其實其他性功能障礙可以透過中醫的「望聞問切」分析是否有其他身體因素例如肝鬱等，亦可以透過調理身體從而改善性功能障礙。

總括而言，性功能障礙無論是女士還是男士都是非常普遍，只是無論病人或醫生在香港都傾向避而不談，建議大家如果遇到問題的話，不要只是自行服用坊間的補陽藥物，因為有機會影響身體，要跟主診醫生商量有什麼好方法幫大家解決問題，從而加快康復進度。

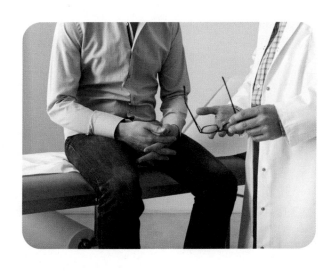

中西醫藥劑師傾下偈

化療後脫髮
中醫可以如何介入？

撰文：黃韻婷博士

脫髮治療多數進展緩慢，調治中要有耐心，不可急於求成，服用中藥調理時，配合頭皮及頭部穴位按摩可幫助長髮。

精神調養：不宜神勞過度，儘量放鬆情緒，輕音樂和太極有助身心寧靜。

飲食調養：均衡飲食，注意補充蛋白質及富含維生素之蔬果。

榮髮豆漿

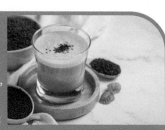

材料
黑芝麻 15 克
製首烏 9 克
枸杞 10 克
冰糖 10 克
黑豆 30 克
三七粉 2 克
核桃仁 4 克

製法
1. 上述食材（除三七粉外），放入高速豆漿機後。

2. 加水 300 毫升，開機打磨約 25 分鐘，倒出備用。

用法：上述豆漿兌入熟三七粉 2 克。飲用，每週 3 至 4 次。

中醫如何
協助紓緩治療

撰文：黃韻婷博士

紓緩治療在整個癌症治療當中的定義

　　紓緩治療是用以協助病人因有持續惡化及不可逆轉疾病的病人和其家人或照顧者的方法，以改善其生活質素。世界衛生組織將紓緩治療定義為「幫助病者和他們的家人面對威脅生命的疾病所帶來的問題，並及早發現作仔細評估痛楚及其他問題，包括心理、社交及靈性上的問題，從以改善生活質素。」紓緩治療並不代表放棄治療，而是以病人作為中心，尊重病人及其家屬的意願，以作出相對應的對策。

　　醫管局數字顯示，只有 20-30% 癌症病人在離世前 2-3 個月才接受紓緩治療。在外國，紓緩治療早在癌症確診的時候，已讓病人及其家屬盡早作出準備。在外國的癌症臨床指南中，中醫針灸及中藥有效為病人在整個紓緩治療過程中提供支援。

中醫在紓緩治療的作用

　　根據紓緩治療，中醫藥扶正祛邪是中醫治療腫瘤的大原則。現代中醫會根據病人正在進行的西醫治療而作出調整，以配合西醫治療並減少病人不適。對於術後易出現轉移的高危病患，中醫能減少發生轉移的機會；對於治療後病情穩定的病人，中醫能協助維持現狀；化療期間會

出現的不良反應，如渾身乏力、食慾不振、腹脹、嘔吐、血象下降等症狀，中醫藥能本著扶正培本的原則減輕以上症狀及長期使用強效西藥可能對身體造成的損害。最值得一提的是，對於晚期且不適合進行手術及放療、化療者，中醫或可穩定病情，減輕身體症狀不適，延長生命及提高生存質量。某程度上而言，中醫成為晚期病人的最後希望。臨床治療的數據上亦明確顯示越早開始使用中醫藥能夠大大延長生存期及改善生存質量。

此外，很多人患癌後病急亂投醫，盲目相信所謂的偏方秘方，在此需要明確指出，坊間流傳的補品、秘方及無名神醫不單毫無根據，且對病人構成重大生命危險。病人不斷在市面上尋求所謂神醫的治療，會使病情惡化或出現併發症，造成惡性循環，最後受傷害的只是病人。註冊中醫師會為病人提供全面的調理及治療方案，若使用得宜，配合西醫的治療後只會是相得益彰。唯有透過加強中醫及西醫之間的專業溝通，才能使癌症病人在漫長的治療之中得到最完善的照顧。

中醫對癌症紓緩治療的溝通

癌症病人進入紓緩治療階段，病人有機會進入疾病的進展期。無論是因為疾病本身或者病人的身體機能進一步惡化而形成不同症狀，病人及家屬都要跟中醫及西醫或其他醫護人員有積極的溝通，才可過渡每一個階段。

根據中國、英國或美國國立以病人為中心之癌病溝通框架（National Cancer Institute Conceptual Framework of Patient-centered Communication），中醫必須有六個方面積極回應癌症病人及其家屬的需要。

1. **為病人的情緒作出支援**：病人在接收到自己患上癌症的消息，都非常無助，到底應該做手術、做電療、化療、標靶或免疫等等，都不知所措。中醫應該配合臨床指南在早、中、晚期癌症病人陳述各利害關係。早期病人應該盡快做手術，切除有關癌細胞，中醫藥可加速手術後康復，減少併發症復發及轉移；對於中期癌症病人，中醫藥能為病人減低化放療、標靶或免疫質子治療之副作用，中醫藥亦可提高西醫完成機會率或增加療效可能性；對晚期化療電療標靶再無效者，延長生命，提升生活質素，改善症狀，最終達到提升 5 年生存機會率。另一方面，為病人解答中西藥之間是否有衝突，中醫藥藥費的心理準備等等。

2. **交換訊息**：癌症病人對飲飲食食非常著重，尤其家屬為了表達關懷備至，都買很多聲稱抗癌，增加免疫能力的保健產品。作為中醫必須查冊相關產品的成分及在中醫角度是否適合相關病人服用。更深層次乃中醫師應該為非中醫藥管理委員會監管的中藥，即西草藥作出判斷，例如褐藻糖膠，免卻病人服用過多不必要的保健產品。

3. **對任何憂慮作出回應**：病人在治療期間，有機會繼續接受西醫的檢查，例如肝腎功能、血常規等等，中醫師必須為病人對各項指標的憂慮作出回應，免卻病人失去生存的意志。

4. **強化病人自理能力**：疲累、疼痛、腹脹、水腫、腹積水、肺積水、大便次數、大便質量，皆是癌症病人在紓緩期要面對的。讓病人用不同的自我監測標準去量度症狀的變化，跟中醫師溝通，中醫藥可以在不同穴位按摩或湯水作出針對性治療。

5. **增強自癒能力**：幫助病人保持正面態度，讓病人接受生命命運及對餘下生命的重視，鼓勵病人做八段錦、運動、打坐或靜觀以獲得身心靈的安定。

6. **幫助病人作出決定**：中醫師應該向病人建議應否服用中藥，如何使用中藥及根據臨床指南用藥或使用針灸，甚或癌症病人若需要預設醫療指示及預設臨終照顧計劃，必須轉介相關專業人士。癌症病人紓緩治療期可長可短，中醫師必須為病人提供有關方面的資訊，以及為病人作出決定，令家屬與病人都可享受生命的可貴，而且陪伴病人直至最後一刻，乃是真正的醫患關係。

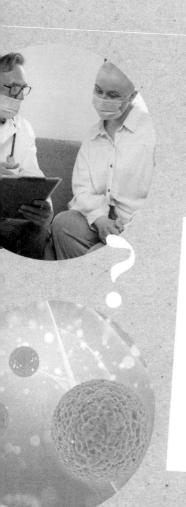

第四章 疾病篇

　　這章將會就各類常見癌症作專門主題講解，與癌症病人分享治療須知，希望癌症病人能抱持正確正面的態度，從而建立抗癌信心，勇敢面對癌症。

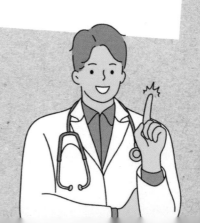

肺癌

撰文：蘇子謙醫生

肺癌是香港最常見癌症之一，治療視乎肺癌種類和病情分期——早期肺癌的西醫治療以手術或高精準的電療為主。若癌細胞已經擴散，則一般使用藥物。近十年來亦出現不同種類的標靶藥物，例如針對 EGFR 和 ALK 基因突變等標靶藥物。這些標靶藥物的效果十分顯著，有效時長能達 1 至 2 年。用於肺癌的免疫治療於近年發展蓬勃。肺癌分為小細胞肺癌和非小細胞肺癌，小細胞肺癌又可再細分為腺癌和鱗狀細胞癌。不論是哪一種，假如它的 PDL-1，即判斷免疫療法對其是否奏效的指標超過百分之五十，則可單用免疫治療作治療。

不吸煙的病人患肺癌，很多時這一種肺癌都有一些基因突變。最常見就是 EGFR 基因突變的肺癌。已經擴散了的病人，通常只要服食口服標靶藥，病情便會得到控制而且生存率比傳統化療好。在門診當中，久不久都見到病人求診時希望可以不用食標靶藥，單純使用中藥治療，究竟這樣做好不好呢？

曾經見過一個這樣典型的病人。他已經確診了三個多月，一直都只是食中藥藥方，並沒有接受標靶治療。生存質量還可以，還可以自己去做運動，但是他的家人卻憂心忡忡。病人來門診的時候，筆者先花點時間與他溝通並了解他的想法，察覺病人是擔憂長期服食標靶藥所出現的

副作用和長遠可能有耐藥性問題，再加上因服食藥物而造成經濟負擔，因而抗拒服用標靶藥。這時候病人和家屬都想聽聽筆者意見。

筆者聽完他的憂慮後便為他檢查頸部淋巴腺，發覺他的淋巴腺的癌症腫塊，好像比幾個月前掃描大了一點點。

詳細解釋疑慮

第一，標靶藥的副作用一般都是輕微。現在第三代口服標靶藥的皮膚反應更加比第一代小。即使出現副作用，西藥也有一些方法去緩和這些副作用。大部分病人服用口服標靶藥的時候，基本上和平常的人沒有太大分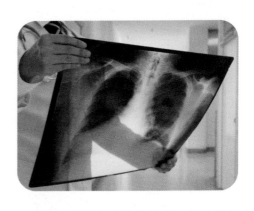別。有部分病人可能有輕微眼睫毛過長，或出現肚瀉等問題，但一般無阻礙生活。再加上中藥也可以幫助緩和副作用，所以其實這方面是不需要過於擔心的。

第二，療效的問題。中藥的強項是整體調理身體，透過化痰、化瘀攻堅的方法去治療腫瘤。按照病情和體質處方的中藥，還要兼顧病人當下的狀況。所以一般有補益的中藥，也有攻邪抗癌的中藥。用現代藥理去理解，部分抗癌中藥有少許像化療一樣的細胞毒性。

此外，中藥相信能夠改善腫瘤微環境，從而間接治療癌病。所以一條中藥藥方有多種中藥藥材其實是互補不足，整體調理醫治身體，這是中醫藥理論和藥物的厲害。

留意的是始終中藥暫時未能和標靶藥一樣有那麼高的「準確性」和「特異性」。因為即使是由草藥提煉的有效物很多時都不會只有一個靶點（Target），而且藥物物質的 Molecular Weight（分子量）始終較大。經過現代藥物製造合成標靶藥，由於藥物較為微細（所以滲透度高），而且藥物的靶點非常單純，所以能夠快速壓抑癌細胞。無論是什麼癌症，假如發現一些合用標靶藥，應該合理地使用。

　　至於耐藥性問題，其實現在第一代標靶藥假如失效，有部分病人經過基因檢測，也可運用第三代標靶藥。即使第三代標靶藥失效，有時經過次世代基因排序也可以找到相應的額外標靶藥進行治療。退後一步，還可以利用化療結合免疫療法和抗血管增生的四聯合方案。再加上新藥物不斷湧現，推陳致新，實在無需要為未來可能發生的事而擔憂，而不作第一步的治療。

　　再者有初步研究數據顯示，利用標靶藥再加上同時間服用中藥，有可能減低和延長藥性出現。上海研究隊伍曾經發表過一個這樣的臨床研究結果。從中醫藥理論而觀這個結果是合理的，因為標靶藥是直接攻擊癌症，就像攻擊種子一樣。一般中藥卻是整體調理，改變身體的「泥土土壤」。當土壤不再合適種子發芽生長，同樣道理，癌細胞很難再重新擴散生長，這個就是中醫藥治癌的理念。

　　想想中藥的種類，由《神農本草經》到現在 2,000 多年，其實是不斷增長的。正因為歷代醫家不斷發現新藥物，按照中醫藥理論體系理歸類，所以學術上中藥的種類並不是一成不變。後來西醫傳入後，也有一些醫家嘗試去用中醫藥理論重新歸納新的西藥，這個確是非常有趣的課題，所以不是說使用中藥，以後便要排斥所有的西藥。

在我的臨床經驗中，許多病人希望在接受西醫治療同時使用中醫藥治療肺癌，而中醫藥卻能從多方面幫助肺癌病人，例如標靶藥物引致皮疹、口腔潰瘍、腹瀉或皮膚乾燥等副作用，便可以用中藥養陰清熱的方法紓緩。

此外，亦有不少病人請教我有關中藥和化療的配合，例如減輕嘔吐、腹瀉和皮膚變黑等副作用。固本培元的調理方針可增加白血球和提升血小板，紓緩這些症狀。至於中藥與免疫治療配合，很多人不知道的是，中藥有刺激淋巴細胞、巨噬細胞或抗原呈遞細胞（Antigen-presenting Cells）的功效，例如黃芪等草藥在西方研究中亦發現具刺激淋巴細胞、讓它們更容易發揮其抗癌本領的作用。

與此同時，以中藥抗癌時，萬不能只用黃芪、人參、西洋參等補氣的藥材。它們固然可以提升免疫力，可是肺癌病人大多氣陰兩虛，補氣的同時需補而不燥。中藥主要作用是提升正氣，但亦絕不可忽略其攻邪，即對抗癌細胞功用。因此，在處方這些藥物同時，亦可加上白花蛇舌草、連翹、銀花或大清葉等清熱解毒的中藥。同樣有實驗室研究發現，這些中藥有一定的抗癌作用；結合健脾胃或活血化淤的藥物時，可令癌症治療更全面，故抗癌藥方中都有多種藥物互相制衡。藥方亦會根據病人身體狀況有所調整，例如一劑以補氣為主，下一劑則針對養陰等，這也是藥方需在每一至三星期調整一次的原因。同時，藥物的調整也需視乎病人接受西醫治療後身體的變化。

可見以中西醫藥結合治療肺癌富含大學問，很難一概而論。治療時需按部就班，像下棋一般觀察敵方的變化，再調整策略，重新部署。近期國內研究亦發現，一些中藥甚至可以提升免疫治療功效，令西醫療法事半功倍。

最後，有一個很多人會忽略的問題。病人在以中西醫結合治療後成功壓制疾病後，若情況穩定，建議以手術或電療去除中醫所講的「病灶」，避免癌症復發。這樣做的原因，是因為無論是中藥或西藥，假如單靠藥物控制癌症。即使療效非常顯著，腫瘤也有機會產生抗藥性。抗藥性很多時會在一些電腦掃描發現的殘餘癌症疤痕等地方出現，所以透過高精準的電療或者手術把這些「病根」切除，可有望達到長期自癒效果。在這配合中藥調理，可以紓緩電療和手術副作用，所以此方面不可忽略。

大腸癌

撰文：黃韻婷博士

背景

　　結腸直腸癌（Colorectal Cancer，CRC）即是大腸癌，是結腸或直腸內的細胞異常生長所形成的癌病。癌細胞會持續生長，並逐漸擴散和轉移至身體其他部位。腸癌在美國癌症中位居第四位的常見癌病，死亡則排第二位，僅次於肺癌。全球數據中，2000 年估計每年新診斷的腸癌病人多達 1,023,152 人，死亡病例多達 528,978 人。在香港，腸癌發病數字僅次於肺癌，每年腸癌新症數目超過 3000 宗，癌症死因中排第2 位。

原因

　　超過 80% 結腸癌都因腸部瘜肉或結腸癌基因突變而引致，結腸瘜肉會因惡變為結腸癌，此過程並非單一基因突變所致，乃是好多個基因變異累積的結果，其中包括遺傳學改變和不同的人口的特性而發生的路徑。除了基因變異外，慢性潰瘍性結腸炎病人發生結直腸癌的風險增大約 20 倍。潰瘍性結腸炎主要影響結腸及直腸的粘膜層，透過腸部內窺鏡檢查（即腸鏡）有助確診。所以年齡大概 40-50 歲，醫生就會叫你做腸鏡檢查，以確認有沒有發炎的情況出現。潰瘍性結腸炎的病徵與腸胃炎相似，如腹痛、持續或間歇性腹瀉等，還會出現大便帶血及明顯消瘦

的情況。主要原因乃其細胞更新速度快，氧化損傷常見，促使其損傷及不穩定性而成為癌症。

大腸癌的高危因素

- 高動物脂肪和低纖維（如缺乏食用蔬菜或水果）的飲食習慣
- 缺乏運動
- 家族中曾有人患上大腸癌或遺傳性腸病
- 結腸長期發炎（又稱「潰瘍性結腸炎」）或長出瘜肉
- 飲酒、吸煙已有明顯增加結腸癌的風險

故此，控制體重、多做運動可有效減低結腸癌發生。

常見症狀

腸癌早期可以無症狀。不少病人僅表現不明原因的疲勞或消瘦，第一個症狀多發現為大便習慣跟平常不同。最常見的乃是大便稍有出血，肉眼見到廁缸出血或者廁紙見到血漬。可惜腸癌相關引致的大便出血因量少，只有大便隱血測試才可篩檢出來，即是因腫瘤較大時，會因大便經過時而令大便沾有血漬，但病人從肉眼可觀察到的情況很少。

臨床上，不少乙狀結腸或直腸癌導致的出血常被病人或醫生誤以為是習慣性痔瘡出血而未及時安排結腸鏡檢查。長時間慢性失血會導致貧血，進而病人出現頭暈或面色蒼白等，所以如果發現自己大便習慣有異常，又有頭暈、疲倦、消瘦等症狀，都要找西醫作出相對應的診斷，排除癌症。

如何及早預防大腸癌
香港政府推出「大腸癌篩檢計劃」為 50 歲以上人士篩查風險

香港政府為了提出有效預防腸癌的方法，早在 2019 年起為 50-75 歲的香港市民作出大腸癌篩檢的計劃，（https://www.colonscreen.gov.hk/tc/index.html）。政府「大腸癌篩查計劃」資助 50-75 歲及沒有症狀的香港居民在私營界別接受篩查服務，預防大腸癌。參加人士會先進行大便隱血測試，檢驗是否有肉眼都見不到的微量血液。若有，會安排接受大腸鏡檢查及切除有可能出現的大腸瘜肉，避免其演變成癌症。若大便隱血測試呈陽時，也包括基層醫生提供第二次診症。

如何診斷結腸癌

對於不明原因的大便習慣改變、疲累、貧血或消瘦，即使是痔瘡或慢性痢疾，也要醫生作出詳細檢查及跟進以排除結腸直癌的可能性。必要時要明確安排結腸鏡、CT、CEA 等檢查，以免延誤診斷及治療，所以如果大便出現任何問題，就要向西醫或相關醫護人員查詢，作出相對應的檢查，以排除腸癌風險。

西醫治療結腸癌的簡介

目前西醫治療結腸癌的主要手段仍然是手術和化療，80%-90% 結腸癌復發發生於結腸直腸癌經過成功手術後最初 2-3 年。最受推薦的化療方案是用 Oxaliplatin 加 5-FU 和亞葉酸（Leucovorin）。按照 SEER 的調查，在醫療條件較好的歐洲，結腸癌五年生存率也僅為 63%。

參考
https://www.cancer.org/cancer/colon-rectal-cancer/detection-diagnosis-staging/survival-rates.html

化療和放療效果在臨床上常引致不同副作用，最常用 5-FU 可引起噁心、口腔炎、吞嚥困難、血性腹瀉、脫髮、骨髓抑制、皮膚色素沉著或肝腎損害，使病人生活質素嚴重下降。由於化療和放療對癌細胞和正常細胞均有較猛峻的殺滅或抑制作用，常使免疫功能嚴重受損，而骨髓抑制導致白血球減少到一定程度時，化療常被迫中止，否則病人可因粒細胞缺乏而發生嚴重感染，導致死亡。

用於結腸、直腸癌的標靶治療藥物主要有 Cetuximab 和 Capecitabine。Cetuximab 是一種針對表皮生長因子受體（EGFR）以阻斷細胞信號而導致腫瘤細胞凋亡，用來治療結腸直腸癌的單克隆抗體。療效並不優於 5-FU，毒性則較小，但可引起痤瘡樣皮疹、皮膚乾裂、肢端腫痛、心悸、失眠、無食慾、咳嗽咯血或肌肉抽搐等等。

Capecitabine（Xeloda）在胃腸道吸收後，先在肝臟被羧酸酯酶（Carboxylesterase）和胞嘧啶脫氨酶（Cytidinedeaminase）轉化為 5-FU，然後在外周組織和腫瘤細胞內繼續被胸嘧啶核苷酸磷酸化酶轉化為 5-FU 而發揮抗癌作用。由於癌細胞內的胸嘧啶核苷酸磷酸化酶表達較高，因此在癌瘤中轉化成的 FU 較多，而對正常細胞的傷害較小，也被歸為標靶治療藥。由於它實際上是通過轉化為化療藥 5-FU 而發揮作用，其副作用也有骨髓抑制、腹瀉、噁心、嘔吐、胃炎、腹痛或消化不良；皮炎、皮疹、瘙癢或甲溝炎；疲勞、虛弱、發熱、肢體痛或嗜睡；頭痛、頭暈、味覺異常、皮膚感覺異常或失眠；厭食、脫水或體重減輕；結膜炎、呼吸困難或咳嗽；背痛或關節痛；水腫、貧血或抑鬱。

結腸癌的中醫治療

結腸癌是西醫病名，以排便習慣與糞便性狀改變，便血、腹痛、肛門墜痛、裏急後重、腹內腫塊、貧血或消瘦，疲勞為主要臨床表現。根據其發病及臨床特徵分析，中醫古籍有關結腸癌的論述散見於「腸積」、「積聚」、「症瘕」、「腸風」或「髒毒」等病證中。

同其他癌病一樣，結腸直腸癌的治療也須遵循抗癌、調補和對症治療三原則，攻補兼施，扶正祛邪。適用於結腸直腸癌的抗癌藥有敗醬草、白花蛇舌草、絞股藍、苦參、薑黃、生苡仁、八月扎、沒藥、藤梨根、石見穿、山慈菇、白英、青蒿、鬼箭羽、喜樹、海藻或昆布等。

(1) 食療養護

黃芪棗粥

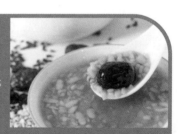

適用
氣血不足，神疲乏力者，多見於手術期前後或化療期間

材料
黃芪 8 克
去核紅棗 8 粒
白米適量

製法
1. 食材洗淨，黃芪用清水浸泡半小時。

2. 將黃芪、白米放入鍋中，加入適量清水，煲 30 分鐘。

3. 加入紅棗，繼續煲 30 分鐘。

（2）消化道不適

如噁心嘔吐、食慾減退、大便失調者，常見於手術期前後或化療階段，可選健脾和胃，理氣化濕的食物，如生薑、陳皮、薏仁、淮山或蜂蜜等。

（3）大腸癌穩定期的病人

可選服富含纖維素，有助腸道健康的食材，如蘆筍、番薯或大蒜等。

結直腸癌不同階段中醫辨證治療配合

治療階段	辨證分型	治法	症狀	
手術階段	· 氣血虧虛 · 脾胃虛弱	· 補益氣血 · 健脾補胃	· 胃口差 · 頭暈 · 虛弱 · 大便溏薄	適用：氣血不足，神疲乏力者，多見於手術期前後或化療期間 **黃芪棗粥** **材料** 黃芪 8 克、去核紅棗 8 粒、白米適量 **製法** 1. 食材洗淨，黃芪用清水浸泡半小時。 2. 將黃芪、白米放入鍋中，加入適量清水，煲 30 分鐘。 3. 加入紅棗，繼續煲 30 分鐘。
化療階段	· 脾胃不和 · 氣血虧虛 · 肝腎陰虛	· 調理脾胃 · 補益氣血 · 補益肝腎	· 噁心 · 嘔吐 · 完全無食慾 · 大便溏薄 · 腹脹 · 疲倦 · 疲乏 · 舌淡齒痕苔薄白 · 脈緩	宜：健脾、補氣飲食，如山藥、番薯、南瓜、大米 忌：油膩、生冷飲食 **栗子淮山粥** 對象：化療期間噁心嘔吐者 **材料** 栗子 100 克、大米 100 克、山藥 20 克、薑汁 15 克（後加） **製法** 1. 食材加入清水 1000 毫升，以中火煮沸。 2. 轉小火熬成粥，約 1 小時，粥成時，兌入薑汁即成。 用法：每天 1 次 功效：健脾開胃

治療階段	辨證分型	治法	症狀	
電療階段	・氣陰兩虛 ・熱毒瘀結	・滋陰補氣 ・解毒祛瘀	・胸脅位置 　脹悶疼痛 ・噯氣 ・噁心嘔吐 ・反胃泛酸 ・情緒抑鬱 ・煩躁 ・舌紅苔白 ・脈弦	宜：清潤飲食。適當食用清潤飲食、 　　蔬菜水果汁，比如銀耳、海參、 　　百合或牛奶等 忌：燥熱辛辣，煎炸食物 **蓮藕薑汁粥** **材料** 新鮮蓮藕 450 克、生薑汁 10 克（後 加）、南沙參 30 克、大米 100 克 **製法** 1. 食材加入清水 1,000 毫升，以中火 　 煮沸，轉小火熬成粥，約 1 小時。 2. 粥成時，兌入薑汁即成。 用法 每天 1 次 功效：滋陰補氣、解毒祛瘀
單純中醫 治療階段	・濕熱瘀滯 ・肝腎陰虛 ・氣血兩虛 ・脾腎陽虛	・清利濕熱 ・行氣化瘀 ・補益肝腎 ・補益氣血 ・溫補脾腎	・大便習慣 　改變 ・口乾口苦 ・大便秘結 　或溏薄 ・皮膚犂黑 ・失眠 ・易醒 ・潮熱 ・盜汗	**薏仁芡實山藥粥** **材料** 熟薏仁 40 克、芡實 40 克、淮山 40 克、 炒大米 100 克 **製法** 以上藥同煮成粥。 用法：每天 1 至 2 次 功效：健脾養腎 **白術扁豆豬肉粥** 對象：化療後腹瀉、胃口差 **材料** 豬肉 300 克、大米 100 克、炒白术 40 克、炒白扁豆 40 克、炒麥芽 15 克、 生薑 3 片 **製法** 1. 豬肉汆水，切成小塊，將豬肉同炒 　 白扁豆、炒白术、炒麥芽，生薑放入 　 鍋中，加清水適量浸過食材，中火煮 　 50 分鐘。 2. 過濾出渣取汁，用汁和米煲粥食用。 用法：每天 1 次 功效：健運脾胃，化濕祛瘀

資料來源：取錄自《惡性腫瘤中醫診療指南》

乳癌

撰文：黃韻婷博士

背景

在香港的常見癌病中，乳癌佔第三位，而在婦女中，則佔癌病的首位，每年新症病人達 2,000 多宗。在美國女性癌病死亡者中，乳癌佔死因的第二位，僅次於肺癌。據估計，全球每年新發現乳癌病例超過 100 萬。

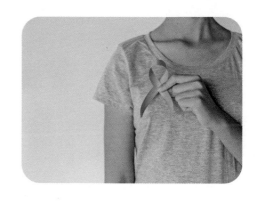

乳腺癌發病年齡由 20 多歲至 50 歲以上為最高峰。男性乳腺癌罕見，僅佔乳腺癌病人的 0.8%。乳腺癌約 75%-80% 屬於浸潤性導管癌；10% 是浸潤性小葉癌，二者在乳腺癌中惡性程度較大。其他組織學類型的乳腺癌有乳頭狀癌、管狀腺癌、囊腺癌、黏液癌、印戒細胞癌（Signet-ring Cell Carcinoma）、髓樣癌或大汗腺癌（Aprocrine Carcinoma）等。

原因

研究表明口服避孕藥和絕經期後的雌激素替代療法均促進乳腺癌的發生。抗雌激素療法已經普遍用於防止乳腺癌復發。但是，乳腺癌細胞有雌激素受體陽性和雌激素受體陰性兩類，後者與雌激素無明顯關係。而且，乳腺癌會逐漸失去對雌激素的依賴，在沒有雌激素的條件下生長。

研究表明，乳腺癌有某種程度的家族性。20% 的乳腺癌婦女有陽性家族史。一位婦女的一級親屬（母親、姐妹或女兒）中若有一位患乳腺癌，則其患乳腺癌的可能性會增加 1.5-2 倍，若其兩位一級親屬患乳腺癌，則她患乳腺癌的危險性會增加 5 倍。

乳腺癌的高危因素

· 一級親屬中曾有人患上乳腺癌
· 高脂肪的攝入
· 飲酒
· 輻射

常見症狀

乳癌早期可無症狀，乳房檢查可發現腫塊。早期亦可能出現乳頭溢液和出血，或者乳房皮膚出現異常，或者乳房疼痛。隨著腫瘤進展，固定於皮膚和胸壁，出現潰瘍、疼痛和炎症。有時，在未發現原發病灶時，已出現轉移而出現相應表現，如胸腔積液、淋巴結腫大或骨轉移。胸腔積液反映胸膜擴散，可導致呼吸困難、咳嗽或胸痛。骨轉移通常導致較劇烈的疼痛，能發生病理性骨折。

如何及早預防乳腺癌

　　預防乳癌最重要的方式就是定期篩檢，可以一年照 X 光、一年超聲波交替檢查。同時培養良好的生活習慣，比如有規律運動、生活作息，適當消除精神壓力。飲食應多攝取高纖蔬果及抗氧化食物，如番茄、西蘭花等，避免高糖、高油脂食物，都有助於保持女性荷爾蒙的規律。

如何診斷乳腺癌

　　多數病人是經過自我檢查發現乳房腫塊而就診查出乳癌的。約半數病人的乳腺癌位於乳房外上象限，約 20% 位於乳暈區。最適合進行乳房檢查的時間是每月經期完畢後的第 2、3 日。

　　檢查時，先細心觀察乳房在形態和大小上有無變化，例如皮膚上有無點狀凹陷、乳頭有否縮陷或有自動流出的分泌物等。然後用手指伸平靠近，輕壓乳房及其周圍的每一部位，感覺範圍內有無硬塊。檢查次序可用環繞乳房的方式，由外至內，直至乳頭位置。通常需要三至四圈。手指移動時要穩定，力度要適中。如皮膚太乾燥，可塗上潤膚霜，使手指容易溜動。

　　所有與月經週期無關的持續性乳房腫塊都應重視，需要進一步檢查，包括乳房影像學檢查，如 X 光、超聲波、MRI 檢查等，對於體檢或超聲檢查或 X 光檢查發現的乳房腫塊，可作病灶切除活檢，或者使用細針抽吸活檢。

常用中藥

　　適用於乳腺癌的抗癌藥有敗醬草、白花蛇舌草、半枝蓮、石見穿、沒藥、艾葉、山慈菇、蒲公英、知母、生苡仁、喜樹、白英、青黛、青蒿、絞股藍、夏枯草、薑黃、王不留行、郁金、八月扎、瓜蔞或浙貝母等。

食療養護

金針玫瑰茶

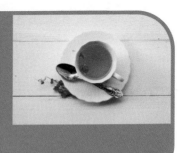

適用
肝鬱氣滯型，常覺煩悶、患處腫痛者

材料
金針菜 9 克
玫瑰花 6 克

製法
1. 將以上食材清水洗淨。
2. 浸泡代茶服用。

百合海帶乳鴿湯

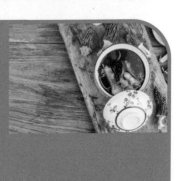

適用
體質虛弱，消瘦、煩悶者

材料
乳鴿 1 隻
百合 60 克
石斛 30 克
海帶 30 克
陳皮 1 角

製法
1. 乳鴿理淨去毛及內臟；百合、陳皮洗淨；海帶洗淨剪開，放入鍋中。
2. 加水 8 碗至 10 碗，煲 2 小時以上，調味即可服用。

乳癌不同階段中醫辨證治療配合

治療階段	辨證分型	治法	症狀	
手術階段	· 肝鬱氣滯 · 氣血虧虛 · 脾胃虛弱	· 疏肝解鬱 · 補益氣血 · 健脾補胃	· 胸脅痞滿 · 胃口差 · 頭暈 · 虛弱 · 大便溏薄	**金針玫瑰茶** 適用：肝鬱氣滯型，常覺煩悶，患處腫痛者 **材料** 金針菜 9 克、玫瑰花 6 克 **製法** 1. 將以上食材清水洗淨。 2. 浸泡代茶服用。
化療階段	· 脾胃不和 · 氣血虧虛 · 肝腎陰虛	· 調理脾胃 · 補益氣血 · 補益肝腎	· 噁心 · 嘔吐 · 完全無食慾 · 大便溏薄 · 腹脹 · 疲倦 · 疲乏 · 舌淡齒痕苔薄白 · 脈緩	宜：健脾、補氣飲食，如山藥、番薯、南瓜、大米 忌：油膩、生冷飲食 **栗子淮山粥** 對象：化療期間噁心嘔吐者 **材料** 栗子 100 克、大米 100 克、山藥 20 克、薑汁 15 克（後加） **製法** 1. 食材加入清水 1,000 毫升，以中火煮沸，轉小火熬成粥，約 1 小時。 2. 粥成時，兌入薑汁即成。 用法：每天 1 次 功效：健脾開胃
電療階段	· 氣陰兩虛 · 熱毒瘀結	· 滋陰補氣 · 解毒祛瘀	· 胸脅位置脹悶疼痛 · 噯氣 · 噁心嘔吐 · 反胃泛酸 · 情緒抑鬱 · 煩躁 · 舌紅苔白 · 脈弦	宜：清潤飲食。適當食用清潤飲食、蔬菜水果汁，比如銀耳、海參、百合或牛奶等 忌：燥熱辛辣，煎炸食物 **蓮藕薑汁粥** **材料** 新鮮蓮藕 450 克、生薑汁 10 克（後加）、南沙參 30 克、大米 100 克 **製法** 1. 食材加入清水 1000 毫升，以中火煮沸，轉小火熬成粥，約 1 小時。 2. 粥成時，兌入薑汁即成。 用法：每天 1 次 功效：滋陰補氣、解毒祛瘀

治療階段	辨證分型	治法	症狀	
荷爾蒙治療階段	·陰虛內熱	·滋陰潤燥 ·安神	·潮熱 ·盜汗 ·耳鳴 ·煩躁不安 ·心慌 ·失眠	**百合海帶乳鴿湯** 適用：體質虛弱、消瘦、煩悶者 **材料** 乳鴿1隻、百合60克、海帶30克、石斛30克、陳皮1角 **製法** 1. 乳鴿理淨去毛及內臟，百合、陳皮洗淨，海帶洗淨剪開，放入鍋中。 2. 加水8碗至10碗，煲煮2小時以上，調味即可服用。
單純中醫治療階段	·肝氣鬱結 ·毒熱蘊結 ·氣血虧虛 ·肝腎陰虛	·清利濕熱 ·行氣化瘀 ·補益肝腎 ·補益氣血 ·溫補脾腎	·大便習慣改變 ·口乾口苦 ·大便秘結或溏薄 ·皮膚犁黑 ·失眠 ·易醒 ·潮熱 ·盜汗	**薏仁芡實山藥粥** **材料** 熟薏仁40克、芡實40克、淮山40克、炒大米100克 **製法** 以上藥同煮成粥。 用法：每天1至2次 功效：健脾養腎 **白術扁豆豬肉粥** 對象：化療後腹瀉、胃口差 **材料** 豬肉300克、大米100克、炒白術40克、炒白扁豆40克、炒麥芽15克、生薑3片 **製法** 1. 豬肉汆水，切成小塊。 2. 將豬肉同炒白扁豆、炒白術、炒麥芽、生薑放入鍋中，加清水適量浸過食材，中火煮50分鐘。 3. 過濾出渣取汁，用汁和米煲粥食用。 用法：每天1次 功效：健運脾胃，化濕祛瘀

資料來源：取錄自《惡性腫瘤中醫診療指南》

乳癌病人可以食補品嗎？

除了進食營養品，中醫強調使用補品來扶正體質，究竟乳癌病人可不可以食補品呢？部分乳癌病人由於荷爾蒙受體呈陽性，需要接受抗女性荷爾蒙治療，所以飲食上的確有需要注意的地方。因為部分食物有機會增加血液內雌激素的水平，從而影響治療效力。

我們一般建議乳癌病人應盡量減少進食動物脂肪，一方面脂肪熱量比較高，如果引致 BMI 超標，有機會增加復發風險。

另外，病人需要減少進食燕窩、雪蛤膏等等含有雌激素成分的食品。除了有機會增加復發機會，亦有機會削弱治療效力。

反之，乳癌病人可以服用當歸或者黃豆等食物，因為植物荷爾蒙不像動物荷爾蒙，沒有增加腫瘤風險，更有數據顯示可以減少患上乳癌風險！根據台灣 2,612 位乳癌病人的數據顯示：由醫師處方當歸不但安全，而且有機會減少癌病人復發／死亡風險（有機會減少化療期間的白血球下降情況）。但是，重中之重，是適當份量！！！中醫一般建議服用兩錢當歸（即是 6 克，即是只是一塊薄片的當歸！），相比起大家一貫重手的份量……確實要適可而止。

花膠被視為養顏補物，一方面含有蛋白質、脂肪含量相對偏低，亦未有數據顯示花膠有女性荷爾蒙成分（如果是養殖魚所製成的花膠另當別論，因為不清楚是否使用含有激素的飼料），大量進食花膠有機會因為過量進食動物脂肪而損害身體，所以建議適量使用。

蜂王漿一直以來都被認為有女性荷爾蒙成分，建議要小心服用，但是數據有限並不足以定罪！但要小心蜂蜜和其他製品被製作成商品的時候，有沒有附加添加劑，例如產地來源是否有涉及使用殺蟲劑，所以添加劑才是真正問題所在。建議大家定期上消委會網站查閱最新食品安全資料。

冬蟲夏草是名貴食材，如果真正野生冬蟲夏草當然是理想提升免疫力的補品，但現在市面上品質參差，人工培植冬蟲夏草並沒有藥用作用兼重金屬成分超標，所以在 2016 年國家藥監總局已宣布其有害又無益。其他菇類食物，例如靈芝、雲芝亦被廣泛推銷成為提升免疫力的補品，但只有特定藥用雲芝才有增強免疫力的功能，所以不建議大家盲目使用，而且並不是任何體質的病人均適合服用靈芝、雲芝。應由中醫師作體質的判定，故食用適合與否，最好向註冊中醫師或專業醫護人員查詢。

鮑魚及海參也是常用保健食物之一，由於相對脂肪含量低，蛋白質較高，亦適合乳癌病人服用，但值得留意的一點，不難發現很多乳癌病人在使用紫杉醇類藥物的時候，同時服用有殼的海鮮（例如蝦、蟹、鮑魚等等），都會比較容易出現皮膚風疹（俗稱「風癩」）或敏感問題，所以在使用紫杉醇類藥物期間避免進食有殼海鮮，可以選用其他食材代替以攝取優質蛋白質。

至於參類食物（人參、黨參、太子參、高麗參、花旗參等等），由於外國資料庫顯示這些食物較容易與西藥產生衝突（例如化療及標靶治療），建議治療期間應該盡量避免使用。當然，完成治療後，理論上食

用參類食品則影響不大。如果在治療期間想煲湯水以補氣的話，可以考慮使用北芪，因為北芪跟西藥有衝突的機會比較低。另外，可使用生熟薏米，因為薏米（即苡仁）可以去水腫，適合一些治療後有水腫情況，或者有淋巴水腫的病人使用。數據顯示北芪及生熟薏米均有抗氧化物，可助抗癌，一舉數得。記緊，每個人的體質不同，使用份量亦不同，最安全做法都是諮詢醫師的意見，以制定最適合自己的藥材及份量。當然，更理想的情況是西醫亦參與其中，監測身體狀況和化驗報告，令整個過程更加安全！

化療期間，如果因為白血球、血小板等指標不達標而影響治療進度的話，可以考慮只用花生衣，或者進食「紅色類」食物（例如車厘子、士多啤梨）。中醫強調單靠食療很難有效提升白血球及血小板，故有需要的話，中醫會經由「望、聞、問、切」後提供最適合建議，至於西醫當然亦有升白針及提升血小板的藥物可幫助病人解決問題。

至於其他大部分草本產品，例如薑黃素、綠茶素等等，如果使用份量適宜的話，亦會對身體有益。由於現在盛行進食大量保健產品，大量保健產品亦將草本成分和濃度提升至一個危險水平，建議大家小心服用健康產品，因為進食這些產品並不是如大家想像中那麼健康，高濃度的綠茶素有機會損害肝功能。

解讀豆漿與牛奶的謬誤

　　至於黃豆類製品，黃豆含有異黃酮跟女性荷爾蒙的結構相近，所以曾經一度被誤會成導致乳癌的元兇之一。後來被翻案，證明植物雌激素有機會阻止體內雌激素及癌細胞的雌激素受體結合，反而有助抗癌！而且植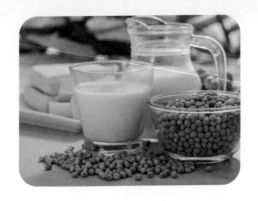物雌激素有抗氧化功效，亦有幫助預防其他腫瘤，所以絕對適合乳癌病人食用。

　　牛奶一直被視之為最適合的營養品之一，但 2020 年 5 月一份美國大型研究數據顯示，收經後的婦女，每天只喝 1/4-1/3 杯牛奶，罹患乳癌風險就會增加 30%；每天喝 1 杯牛奶的婦女，相關風險高達 50%；至於每天喝 2 到 3 杯牛奶的婦女，風險進一步增加到 70-80%。所以停經後婦女比較適合飲用豆奶。但大家仍要注意，要飲用低糖或者無糖配方的豆奶，因為糖份高的豆奶熱量也比較高，熱量過高也會轉化成身體脂肪，那麼便本末倒置了，所以大家一定要留意食物標籤的糖份含量。

前列腺癌
撰文：蘇子謙醫生

　　如果說乳癌是女性獨有而較為普遍的癌症（罕見情況男性也可以有），那麼前列腺癌就是男性專有，而且較為普遍的癌症。以往前列腺癌在西方社會較為多見，單是這十年隨著香港人口老化，男性越來越長壽，加上西化的生活習慣，前列腺癌的發病率也慢慢提升。

　　早期的前列腺癌可以利用手術或者電療根治。但有不少病人確診的時候，已經擴散了，即所謂第四期疾病。

　　不過即使是擴散了的前列腺癌，現在治療方法亦越來越好了，主要是因為有不少新藥物和電療技術越來越好。不少病人面對擴散的前列腺癌，亦當作長期病患一樣處理（即是如高血壓、糖尿病等），但當然也有病人因這疾病而致命，希望隨著新療法越來越多，這個情況越來越少。

擴散了的前列腺癌究竟怎樣醫治呢？

　　許多人都知道前列腺癌擴散的話，通常會擴散到附近的淋巴組織，又或是到盤骨和腰椎骨，所以很多人一旦發生病變時，感覺骨痛、腰痛才去求診。見到醫生的時候，已經察覺出現有骨轉移，更加嚴重的病人甚至會發現肺部或其他器官轉移。

初期發現的轉移性前列腺癌，絕大部分都是對荷爾蒙療法的反應理想，即是只要阻斷男性荷爾蒙，癌細胞的活躍度便會減低和慢慢凋亡，而癌指數 PSA 很快會相應降低。昔日要降低男性荷爾蒙的唯一方法是切除睪丸，現在已經越來越少做，因為現在有不少荷爾蒙針藥可供選擇，無論選用哪一種針藥的作用都是壓抑男性荷爾蒙。早期藥物 LHRH Agonist，作用點位於腦下垂體，透過過度刺激腦下垂體而達到反效果腦下垂體荷爾蒙抑制，從而抑制睪丸產生男性荷爾蒙。一般可分 1 個月 1 次、3 個月 1 次，甚至半年打 1 次的針都有，這些針藥都是在皮下注射。治療開始時的數星期需要額外加口服抗男性荷爾蒙藥物，以阻止針藥初期刺激腦下垂體所產生的男性荷爾蒙急升（Testosterone Surge）。

另外，新型藥物 LHRH Antagonist，主要是直接抑制腦下垂體，從而減低男性荷爾蒙，它比舊藥壓抑男性荷爾蒙的速度更快，而且無需要預先服用口服藥物。一般認為此新藥對於心血管疾病的副作用較低。唯一弊處是皮下注射的針口位置會產生強烈反應，許多時在注射位置會出現紅腫熱痛約一星期或以上，腫大如雞蛋般大並不罕見。而且這針藥需要每個月打 1 次相比前者更方便。另外，現在已經有一款更新的口服版，其實已經被證實非常有效，只是香港暫時未有供應。相信該口服藥出現的時候會成為主流並深受病人歡迎。

無論使用哪一種荷爾蒙藥，常見副作用包括潮熱、性慾減低，以及用藥初期會感覺疲倦，但也有機會增加骨質疏鬆的風險。一般病人利用荷爾蒙藥的時候，會同時間處方鈣片和維他命 D。

單獨使用荷爾蒙藥物，其實還不是最好的。現在已經有不少研究證實，在荷爾蒙藥物還有效的時候，應該加上一些我們俗稱超級荷爾蒙的

標靶藥物更好，例如 Abiraterone、Enzalutamide、Apalutamide 等等，存活率和症狀控制方面都更好，它們的功效大致上也是差不多，副作用方面則每種藥都有不同，至於如何選擇必須諮詢醫生的建議。

此外，也有病人（特別是轉移的地方較多的病人）會使用荷爾蒙藥並加 6 針化療 Docetaxel，這方面也有足夠數據去證實比單純用荷爾蒙療法效用更好，但是有不少病人都不喜歡化療，因為副作用較前者的標靶藥為大。

無論用什麼治療，有部分病人會慢慢對荷爾蒙藥失效，即是我們所說的「抗藥性」，學名叫做「荷爾蒙療法不敏感」的疾病。即使一直保持用以上所講的療法，癌指數 PSA 仍一直升高，再加上影像學顯示病情越來越差，甚至症狀加重。對於治療這一種疾病，就較為棘手。

一般情況會轉藥。例如以往是用超級荷爾蒙標靶藥的，就會轉用化療針藥，反之亦然。一線化療失效後，也可以利用第二線的化療 Cabazitaxel。骨轉移的病人可同時間加上我們俗稱「骨針」，Zometa 或者是 Denosumab，主要可以減低骨痛和避免有骨折等併發症，但在這個階段很多治療法的有效性都是短暫的，需要再治療下去便要進行一些較為個體化的治療，例如許多透過腫瘤基因排序，以尋找一些較另類的標靶藥或免疫療法治療。

近這一年也有一種較為新型的放射性同位素治療 Lutetium177 PSMA。這種療法是透過注射 4 針至 6 針帶有輻射藥物而入到人體內，算是一種「標靶電療」。這些藥物會黏著前列腺癌細胞表面的 PSMA 分子，從而達到短距離內部輻射殺死癌細胞，這種療法是近數年治療前列

腺癌的一個突破。一個大型的三期臨床研究結果剛剛在數日前公佈在學術文獻上，但要留意並不是每個病人都適合，在使用前要預先進行一個 PSMA 正電子掃描，看看身體的前列腺癌腫瘤細胞是否會有 PSMA Uptake，否則注射這些放射性藥物都只會殺錯「良民」，傷到身體的正常細胞而殺不到癌細胞。

另一方面，利用高精準的電療（SBRT）對於即使轉移了的前列腺癌病人也有莫大的好處，特別是對於所謂「寡轉移」的病人，若然病情只有數個地方轉移又或者數個地方惡化，可以利用電療把這些地方的癌細胞殺死，而原本所需服用的藥物和療程則不需要改變，好處就是不需要改換新藥物，而且高精準的電療副作用很少，但必須預先讓醫生評估是否合適才可以使用。

從以上的前列腺癌病人資訊可知，嶄新治療真是越來越多，發展亦都越來越快。

中醫對前列腺的定義和治療

傳統中醫並沒有記載前列腺癌這種病例，亦沒有獨立列出前列腺這個器官。這個也不奇怪，因為前列腺在身體裏算是一個非常微小的器官，它在於膀胱和男性尿道的中間位置，所以傳統中國解剖學可能沒有特別從膀胱器官分別出來，列為獨立器官。但現今中醫認為前列腺癌屬於「腎臟」所管轄，這處所指是中醫說的腎臟。中醫說的「五臟六腑」的腎，其實是指一個與腎相關的系統，包括了腎臟的腎上腺、膀胱尿道、性器官和下腰後背肌這一個區域都屬於腎的管轄範圍，所以對於前列腺癌，中醫一般視作為腎和膀胱的病患處理。

翻查現代不少中醫的文獻,發現名家對於前列腺癌的中醫病理和病機並沒有共識。單從中醫理論作出思考,前列腺癌位於陰莖的後面,位置正正是會陰穴的深處,亦是任督二脈交匯的地方,位於人的下部,這些地方正是濕熱最容易下注的地方。很多早期前列腺癌病人並沒有症狀,即使有一些已經早期擴散了的病人,症狀也不明顯,但若然細心查問,除了排尿的各種症狀外,很多病人都有濕熱的症狀,而且重看舌頭和把脈也看得出一些,所以某些中醫治療前列腺癌,清理濕熱是其中一個重要部分。一般常用清理濕熱的中藥,包括土茯苓、澤瀉或車前子等等。

話說回來,從中醫角度會有前列腺癌嗎?為什麼西方社會特別多人患上前列腺癌,而香港的發病率也慢慢提升呢?當然人口老化和人均壽命增長也是重要原因,我懷疑與西化飲食習慣有關係,例如是喝酒、飲凍飲、多進食奶類和大塊肉類等等。這些都是屬濕熱飲食,所以前列腺癌病人來看中醫,一般都會勸告病人避免進食過多這類食物。

此外,臨床所見的前列腺癌病人大多屬於中老年病人(當然某些由於遺傳因素而得病的年輕人也可以有),不少也有肝腎陰虛和腎氣虛弱的症狀,包括是小便頻多、小便清長,又或者腰膝酸軟等症狀。治療方面要配合益腎氣養肝腎陰的方法,例如是知柏地黃丸等等,但是很多病人同時間兼夾濕熱,而補腎滋陰的藥很多時不適合於濕熱多的病人,所以用量如何分清濕熱或多少分補肝腎,就真的要考中醫師的功夫了。

不少病人和家屬很多時都喜歡服用補品,認為癌症必然有虛弱的症狀。這方面倒也正確,不過前列腺癌病人除了有濕熱症狀外,同時間也會兼有瘀血阻滯,這類病人會有一種面灰黑,身上也有很多黑點,中醫

把脈會覺得脈理比較澀，所以不能一味用補益中藥，必須同時間使用活血化瘀毒的中藥，所以不要見有癌症，病人年紀大身體有點虛弱就不斷服用補品，有可能適得其反。我一般不建議病人亂服鹿茸、花膠和海參，有時根本不適合病人的身體狀況。早前，有一些實驗室研究甚至發現冬蟲夏草可以令前列腺癌細胞更加活躍（不過沒有臨床數據）。

前列腺癌假若擴散到骨，正所謂腎主骨，此時可加些補腎強骨的中藥，例如是骨碎補、金狗脊、補骨脂（長用會傷肝）等等。若然骨痛厲害，可加入活血化瘀破堅的中藥，例如威靈仙、透骨草或失笑散等等。

我曾經醫治一個前列腺癌患，來的時候雙腳淋巴水腫而坐輪椅，身上黑點其多。有很多淋巴和骨轉移，病人身體非常瘦弱，西藥的標靶藥物很快就已經失效，而且病人身體太弱也承受不了化療，就算病人家屬給他用一些補品也沒有很大幫助。中醫辨證時瘀血阻塞嚴重，後來透過次世代基因排序，發現病人的前列腺癌有一個罕見的基因突變，利用平日醫肺癌的免疫療法應該會有幫助。打了幾針之後，PSA 回落的速度很快，而且水腫消失，慢慢體重增加。後來再配合電療鞏固療效，現時已經可以重新行山。這個病例反過來可以提示中醫藥治療方向，其實有些時候看見病人身體虛弱，不一定不斷用補益的藥物和服用補品。反而迅速地運用針對癌細胞的藥物，消滅癌細胞，那麼病情緩解，身體自然會慢慢好起來，體重會回升。

中醫藥的治療部署也是差不多，有些時候要著重「扶正」；有些時候要著重「祛邪」，需要按病人的進度適當地調教和部署。

肝癌

撰文：蘇子謙醫生

以往談及肝癌時真的聞風色變。每當講起肝癌，大家總會想起的畫面自然是一個非常瘦弱的病人，腹部脹大而且有腹水，並伴有嚴重的黃疸。以往香港肝癌病人大都是因為乙型肝炎所引起，那個時候沒有乙型肝炎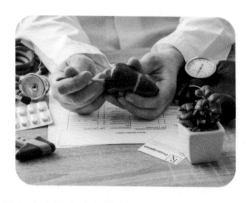藥物，也沒有乙型肝炎疫苗，很多人自己由出世開始是乙型肝炎帶菌者都不知道。直至到大約 50 歲左右突然間發現晚期的肝癌，這些可以是以往香港肝癌常見病歷。這是因為早期的肝癌和乙型肝炎帶菌者幾乎沒有症狀，但近這 20 年隨著乙型肝炎疫苗和有效的乙型肝炎抗病毒藥物，較為年青的一輩已經越來越少發生因為乙型肝炎所引起的肝癌。另一方面，因為不是乙型肝炎帶菌者都有定期作超聲波肝臟癌篩查，所以有更多早期的肝癌被發現了，避免造成晚期又或者擴散的肝癌。

乙型肝炎引起的肝癌在發達地區越來越少見，但近這十年在西方，反而因為肥胖和脂肪肝所引起的肝癌越來越多。在香港這亦開始見到這一個趨勢，所以肝癌這個病相信也會越來越多。

肝癌治療

肝癌治療有很多種方法，方法的選擇主要考慮肝癌的大細和數目，肝癌是否只集中在左邊或右邊的肝，或是在兩面的肝臟都同時受到肝癌波及，也以病人的肝功能是否正常作決定。早期較為細小的肝癌可以利用手術切除部分肝臟小葉（肝臟按血管分佈可以分為八個小葉），又或者配合熱量消融術來消除細小的肝癌。透過手術切除肝癌的根治率達七成以上。假如左右兩邊肝臟也有肝癌，但並沒有擴散到其他器官，可以透過肝臟移植來治療。另外，部分病人因為肝癌腫瘤較為大，假若手術切除後肝臟功能不足，也可以接受俗稱「打大脾針」的「肝脈栓塞化學療法」來治療肝癌。肝脈栓塞化學療法是從大腿的血管利用導管進入到肝癌所支配的血管，在該血管當中打入化療藥物栓塞的化學劑，一方面阻斷肝癌的血液供應；另一方面可以局部打入化療藥物毒死癌細胞。

近這幾年研究發現，原來利用高精準的電療治療肝癌效果非常顯著。以往西醫一直認為利用電療治療肝癌效果甚差，主要是因為以往的電療技術和影像定位技術未成熟，但近這十年的定位技術已經大為進步，而且透過高精準的立體定位放射治療，一般作 5 次高劑量的電療，可以使到即使到巨大的肝腫瘤也可縮小或者消除，而且副作用較為輕微。另外，現在數據更發現電療配合以上所述的肝脈栓塞化學療法治療肝癌更加有相輔相成作用。另一方面，電療後再配合免疫療法治療就更可達到免疫刺激的作用，有時可以帶來驚人的治療效果。相信在未來幾年，用電療配合免疫治療法治療肝癌，將會成為肝癌治療的一個重要療法。

至於擴散了的病人，一般肝癌治療很少使用化療。理由是化療藥物對肝癌沒有太大效用。十多年前在這個情況，一般只是用口服標靶藥以控制肝癌，但療效並不理想，很少能夠把肝癌縮細。近這幾年發現，假如用免疫療法再配合抗血管增生的標靶藥，療效比以往單用標靶藥較為理想，現在這種療法已經成為一線治療了。

中醫藥治療肝癌也有很大作用

首先，手術後為了防範肝癌的復發和轉移，可配合中醫藥治療。臨床上，肝癌的病位在肝，它與脾和腎非常密切，病變往往影響到脾和腎。臨床可通過健脾養肝補腎法以作治療，如採用補中益氣湯以健脾益氣，六味地黃湯滋補腎陰。此外，常用藥物還包括當歸、白芍、薏米或法半夏。除此以外，不少晚期的病人出現腹水、黃疸、肝臟硬塊腫大等等症狀，在中醫來說屬於脾腎陽虛，肝膽濕熱瘀血，可以利用中藥化濕退黃疸；另外也可益氣養陰輔助正氣，提升病人的體質以接受西藥治療。

不少中藥在實驗室當中也有一定證據證明對肝癌癌細胞有效，例如是青黛、大青葉、黃連等等都被現代研究發現對肝臟癌細胞有抑製作用。病人使用前要非常小心，因為這些藥物的藥性較強而且有一定的毒性。使用之前，中醫師一般會在中藥方加入其他藥物去中和毒性，調節身體。尤其是假如病人同時間接受西藥治療又或是電療等等，身體接受了西醫治療也有一定的副作用，需要時間回復健康。假如此時又用猛烈的中藥去治療肝癌，可能會補上加毒，增加副作用肝毒性的可能。病人使用前，必須先請教自己的中西醫生意見，以策安全。

如上述所言，肝癌治療越來越側重免疫治療。中藥方面可以同時間配合益氣養血的中藥，例如北芪、人參、黨參、當歸等等。因為這些藥材在研究中發現能夠提升身體的免疫力，增強淋巴細胞的活躍度，而免疫療法正正是透過身體自身的淋巴細胞來工作，發揮療效，所以同時間使用這方面的中藥療法，可謂相得益彰。

　　無論如何，肝癌由以往是一種接近難以醫治的疾病，變成現在有多種療法可以達致完全根治的疾病。同時間在使用中西醫配合，實在是病人之福。

胰臟癌

撰文：黃韻婷博士

背景

近年胰腺癌病人漸增，2015 年胰臟癌在全球造成約 411,600 人死亡，為美國第四大死因，英國第五大死因。在香港，胰腺癌並不在十大最常見癌病之列，但所有癌症中，胰腺癌是最具有生命威脅性的。根據 WHO 發佈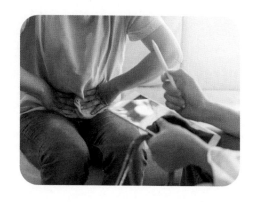的統計資料，即使在診斷和治療條件較好的歐洲，胰腺癌的 5 年生存率也只有 4%，是包括肝癌、肺癌、腦癌等在內的所有 40 多種癌病中最低的。

胰腺癌約 90% 是腺癌，不足 5% 為神經內分泌瘤，其餘還有囊性瘤（Cystic Tumor）、淋巴瘤和肉瘤等。胰腺癌發病高峰年齡為 70 歲；30 歲以前較少見。

原因

胰腺癌的發生隨年齡增大而增多。40 歲以後,每過 10 年,患病風險增大 2 至 3 倍。患胰腺癌的危險因素有吸煙、某些工業化學品,特別是金屬提煉溶劑接觸、慢性胰腺炎、糖尿病和肥胖。有研究認為,咖啡和酒精也是危險因素。

常見症狀

· 胰可分為胰頭部、胰體及胰尾,約 2/3 的胰腺癌發生於胰頭部,1/3位於胰體及胰尾。

· 胰頭癌出現症狀較早,約90% 有黃疸(可能呈無痛性和進行性加重),75%-80% 有上腹部隱痛,80% 有體重減輕。

· 胰體和胰尾的癌起病較不明顯,發現時癌塊通常已較大。

· 症狀有背部和上腹部疼痛(90%),體重減輕(90%),腹部腫塊(20%)等。

病人還有可能見到疲勞、蒼白、腹脹、腹瀉、食慾減退、發熱、睡眠差等。出現腹膜轉移時,可發生腹水。少數胰腺癌病人可有糖耐量異常,脾腫大,或遷移性表淺靜脈炎(Trousseau's Sign)。胰腺癌病人約半數有抑鬱症,發生率較其他腹腔惡性腫瘤高。

如何及早預防胰腺癌

胰腺癌首要致癌因素是吸煙、酒精攝入、肥胖、長期高脂飲食都是胰腺癌的高危因素。及早戒煙、戒酒、適當運動及保持清淡均衡的飲食有助於預防胰腺癌。長期糖尿病是胰腺癌發生的危險因素之一，慢性胰腺炎、長期胰管結石亦會增加胰腺癌發病的機率，有上述疾病者應及時、正確治療以降低患胰腺癌風險。

如何診斷胰腺癌

目前並沒有早期診斷胰腺癌的方法，確立胰腺癌的診斷需依靠CT、PET 或內窺鏡逆行膽胰管造影（Endoscopic Retrograde Cholangio Pancreatography，ERCP）。CT 對胰腺癌診斷的靈敏性和特異性高達90%。

常用中藥

中醫治療胰腺癌仍然是遵循抗癌，調補身體以提升免疫力和對症治療這三個原則。治療常用中藥包括石見穿、蒲公英、野菊花、絞股藍、王不留行、延胡索、鬱金、八月札、瓜蔞、白花蛇舌草、茵陳或豬苓等。

食療養護

陳皮山楂茶

適用
腹脹不適，或容易腹瀉，常見於胰腺癌引起的消化不良者

材料
陳皮 6 克
山楂 6 克
炒麥芽 6 克

製法
1. 以上食材洗淨，放入鍋中，加水滾煮 15 分鐘。
2. 放溫後即可飲用。

淮山豬胰湯

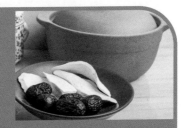

適用
氣虛者，表現為體質虛弱，神疲乏力，食慾不振，面色蒼白，或易腹瀉者

材料
豬胰子 250 克
淮山 60 克
紅棗 10 克
生薑數片

製法
1. 將豬胰刮去油膜，與其他食材一齊洗淨，放入鍋中，加清水適量。
2. 大火煮沸後，再用文火煮 2 小時，調味即可飲用。

胰臟癌不同階段中醫辨證治療配合

治療階段	辨證分型	治法	症狀	
手術階段	· 氣血虧虛 · 脾胃虛弱	· 補益氣血 · 健脾補胃	· 胸脅痞滿 · 胃口差 · 頭暈 · 虛弱 · 大便溏薄	**陳皮山楂茶** 適用：腹脹不適，或容易腹瀉，常見於胰腺癌引起的消化不良者 **材料** 陳皮 6 克、山楂 6 克、炒麥芽 6 克 **製法** 1. 以上食材洗淨，放入鍋中，加水滾煮 15 分鐘 2. 放溫後即可飲用。
化療階段	· 脾胃不和 · 氣血虧虛 · 肝腎陰虛	· 調理脾胃 · 補益氣血 · 補益肝腎	· 噁心 · 嘔吐 · 完全無食慾 · 大便溏薄 · 腹脹 · 疲倦 · 疲乏 · 舌淡齒痕苔薄白 · 脈緩	**淮山豬胰湯** 適用：氣虛者，表現為體質虛弱，神疲乏力，食慾不振，面色蒼白，或易腹瀉者 **材料** 豬胰子 250 克、淮山 60 克、紅棗 10 克、生薑數片 **製法** 1. 將豬胰刮去油膜，與其他食材一齊洗淨，放入鍋中，加清水適量。 2. 大火煮沸後，再文火煮 2 小時，調味即可飲用。
電療階段	· 氣陰兩虛 · 熱毒瘀結	· 滋陰補氣 · 解毒袪瘀	· 胸脅位置脹悶疼痛 · 噯氣 · 噁心嘔吐 · 反胃泛酸 · 情緒抑鬱 · 煩躁 · 舌紅苔白 · 脈弦	宜：清潤飲食。適當食用清潤飲食、蔬菜水果汁，比如銀耳、海參、百合、牛奶等。 忌：燥熱辛辣，煎炸食物。 **蓮藕薑汁粥** **材料** 新鮮蓮藕 450 克、生薑汁 10 克（後加）、南沙參 30 克、大米 100 克 **製法** 1. 食材加入清水 1000 毫升，以中火煮沸，轉小火熬成粥，約 1 小時。 2. 粥成時，兌入薑汁即成。 用法：每天 1 次 功效：滋陰補氣、解毒袪瘀

治療階段	辨證分型	治法	症狀	
單純中醫 治療階段	·脾虛氣滯 ·濕熱蘊結 ·氣滯濕阻 ·肝腎陰虛	·清利濕熱 ·行氣化瘀 ·補益肝腎 ·補益氣血 ·溫補脾腎	·黃疸 ·腹脹如鼓 ·大便習慣 　改變 ·口乾口苦 ·大便秘結 　或溏薄 ·皮膚犁黑 ·失眠 ·易醒 ·潮熱 ·盜汗等	**薏仁芡實山藥枸杞粥** **材料** 熟薏仁 40 克、芡實 40 克、淮山 40 克、炒大米 100 克、枸杞子 10 克 **製法** 以上藥同煮成粥。 用法：每天 1 至 2 次 功效：健脾養血補腎 **白术扁豆豬肉粥** **材料** 豬肉 300 克、大米 100 克、炒白术 40 克、炒白扁豆 40 克、炒麥芽 15 克、茵陳 30 克、生薑 3 片 **製法** 1. 豬肉汆水，切成小塊，將豬肉同炒白扁豆、炒白术、炒麥芽，生薑放入鍋中，加清水適量浸過食材，中火煮 50 分鐘。 2. 過濾出渣取汁，用汁和米煲粥食用。 用法：每天 1 次 功效：健運脾胃，化濕祛瘀祛黃

資料來源：取錄自《惡性腫瘤中醫診療指南》

有肝炎的癌症病人是否適合服用中藥？

這個問題其實是非常複雜，除了要視乎抗癌治療的複雜性外，還要視乎肝炎受控的程度，以及有沒有其他長期病患問題，亦要參考所有藥物的應用。

如果肝炎程度比較嚴重，例如肝炎未受控，或者已經出現肝硬化和早期肝衰竭跡象，假若在抗癌治療期間再加上中藥的話，其實風險是非常高的！另外，如果只用中藥抗癌而停服肝炎藥物的話，風險更大！

反過來說，如果癌症病人是屬輕微肝炎病病人，而且病情已長時間受控的話，而且抗癌治療本身對肝臟毒性不大的前提下，小心翼翼地進行中藥治療，似乎此風險仍可接受，例如得到中西醫之間的良好溝通，選用高質素中藥，以及根據數據庫小心地選用中藥。當然，同一道理，無論是病人家屬和醫生希望透過中西合璧而讓病人得到最好治療效果，目標一致，但是彼此必須要有共同承擔風險的認知。

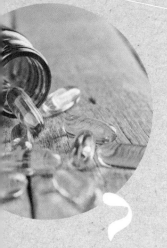

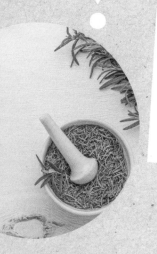

第五章 天然保健產品與抗癌藥物治療

抗癌期間吃保健產品對抗副作用，有沒有用呀？

使用這些保健品或進補，會不會有互相衝突，坊間有沒有對照表可以參考呢？

如何分辨中藥質量？不如在這章找尋答案。

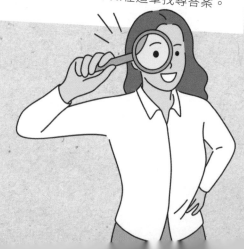

抗癌治療期間
服用保健產品注意事項

撰文：香港醫院藥劑師學會崔俊明藥劑師，郭靜芝藥劑師
　　　梁雅婷藥劑師和黃麗珊醫生

　　不同研究發現，越來越多癌症病人會在抗癌治療期間，同時使用不同保健產品和中藥，希望能減少抗癌治療所引起的副作用，同時亦希望治療效果更加理想。絕對明白在癌症的治療過程中，用藥只能靠醫護人員，病人以及家屬唯一能夠自救的便是從飲食著手，所以除了特別關注日常飲食事項，亦會留意保健產品。所謂保健產品，顧名思義是保持健康的產品。感覺上只是用來提升健康，應該沒有大的副作用，所以大家在治療期間一般都會放心服用，但實情是否這樣？

　　保健產品跟一般食療是有分別的。保健產品一版都是經過額外提煉濃縮成為藥丸，所以有效成分比一般天然食療的含量高出非常多，要知道其實有部分化療藥物也是從天然成分提煉成為藥物，所以保健產品藥丸的外相真的可以是有藥物的效力，絕對有機會因為濃度較高的天然成分跟病人所服用的抗癌以外的藥物或抗癌藥物有衝突。一般來說，分兩個層面有衝突：藥物動力學（Pharmacokinetics）和藥物效力學（Pharmacodynamics），以下會跟大家逐一探討。

藥物動力學（Pharmacokinetics）的衝突影響

藥物動力學是藥物在體內的所有過程，包括吸收、分布、代謝和排泄，並運用數學原理和方法闡釋藥物在機體內的動態規律，研究藥物血中濃度與時間的關係，藉由此類試驗以決定最理想的給藥方式，包括給藥途徑、劑量、給藥頻次及藥物使用期間等。

保健產品通常是透過影響細胞當中的微粒體酶（Microsomal Enzymes），例如 Cytochrome P450 和細胞膜運輸蛋白（Membrane Transporters）如 P Glycoprotein 運作，影響藥物的吸收和代謝，從而影響其他藥物在血液中分布，因而造成衝突！

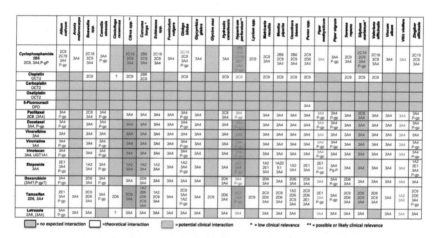

Figure 4. Table of potential pharmacokinetic interactions between herbal medicines and anticancer agents. Properties of herbal medicines in metabolic/transport pathways: Red = inhibition, green = induction, violet = controversial in references (inhibition and/or induction), blue: metabolic/transporter pathway, italic blue = metabolic pathway leading to a major active metabolite; 3A4 = cytochrome P450 3A4 (etc.); P-gp = P-glycoprotein; OCT = organic cation transport; DPD = dihydropyrimidine dehydrogenase. References used to build the table can be found online in Supplementary Data S3 and Supplementary Table S4.

資料來源：https://www.nature.com/articles/s41598-019-41532-3.pdf

以上圖表可以讓大家知道非常多的抗癌治療藥物，其實都是透過細胞中的微粒體酶（Microsomal Enzymes）例如 Cytochrome P450 和細胞膜運輸蛋白（Membrane Transporters）如 P Glycoprotein 進行整個代謝過程，如果大家所用到的保健產品，尤其是高濃度的保健產品有機會影響到細胞中這些酶以及運輸蛋白的話，便有機會與抗癌藥物引起衝突作用！

其中一個比較重要及常用的機制是透過一種肝酵素細胞色素 P450（Cytochrome P450），這是一個主要類別的酵素，當中 CYP 3A、CYP4A、CYP2A 及 CYP5A 會分解部分抗癌治療的酵素。如果身體內含有這些酵素較多的時候，會影響抗癌藥物的分解過程，更有機會導致抗癌藥物中的有效成分減少，削弱抗癌治療成效，亦有可能會令部分抗癌藥物的有效成分增多，增加治療的毒性。所以身體內這些細胞色素 P450 的高低水平會直接影響正接受不同藥物治療的成效與風險，癌症治療只是其中一環。同樣地，日常生活飲食也會影響細胞色素 P450 的高低水平，大家絕對要小心！

哪類藥物分解會受細胞色素 P450 影響？

· 抗癌治療：標靶藥、化療藥、抗女性荷爾蒙治療
· 抗生素、抗真菌藥、抗愛滋病毒治療
· 抗癲癇藥
· 降膽固醇藥
· 降血壓藥
· 類固醇

注意：以上提及的是常有相互作用的藥物群組，當中只是部分藥物有機會受到細胞色素 P450 影響。建議大家如果正在服用以上類別藥物，要注意飲食並且應與主診醫生討論飲食習慣上是否需要有特別調節。

哪些食物以及保健產品有機會影響抗癌治療？

天然保健產品 / 食品	抗癌藥物治療	相關的影響
St. John's Wort 聖約翰草 (Hypericum Perforatum)	· Irinotecan（腸癌，胃癌常用化療藥物）	減低化療之成效
	· Docetaxel（乳癌，胃癌，肺癌，前列腺癌常用的化療藥物）	減低化療之成效
	· Doxorubicin（乳癌，淋巴癌常用的化療藥物）	減低化療之成效
	· Paclitaxel（乳癌，肺癌常用的化療藥物）	減低化療之成效
	Vinca Alkaloids（乳癌，肺癌常用的化療藥物） · Vinorelbine · Vincristine · Vinblastine	減低化療之成效
	· Etoposide	減低化療之成效
	· Ifosfamide	減低化療之成效 增加化療之毒性
	肺癌常用的標靶藥物 · Gefitinib · Erlotinib · Osimertinib · Sunitinib · Crizotinib · Afatinib · Brigatinib	減低標靶之成效
	腸胃道間質瘤 / 血癌常用的標靶藥物 · Imatinib	減低標靶之成效
	乳癌常用的標靶藥物 · Lapatinib · Neratinib · Palbociclib · Ribociclib	減低標靶之成效
	乳癌常用抗女性荷爾蒙治療 · Tamoxifen · Exemestane	減低荷爾蒙治療之成效

注意：聖約翰草對大部分的鏢靶藥都有相互作用，以上只是列出其中幾個常見的例子

天然保健產品 / 食品	抗癌藥物治療	相關的影響
Grapefruit 西柚包括韓柚子蜜、 血橙、沙田柚等	化療藥物 ・Docetaxel（乳癌，胃癌，肺癌，前列腺癌常用化療藥物） ・Etoposide	有機會增加治療的毒性
	乳癌常用標靶藥 ・Palbociclib/ Ribociclib/ Abemaciclib.Everolimus ・Lapatinib/ Neratinib	
	肺癌常用標靶藥 ・Erlotinib/ Crizotinib/ Brigatinib/ Ceritinib/ Entretinib	
	腸胃道間質瘤 / 血癌常用標靶藥 ・Imatinib/ Dasatinib/ Nilotinib/ Ibrutinib/ Sunitinib	
	腎癌常用標靶藥 ・Pazopanib/ Sunitinib	
	甲狀腺癌標靶藥 ・Vandetanib	
	黑色素瘤標靶藥 ・Vemurafenib	
	乳癌常用抗女性荷爾蒙治療 ・Tamoxifen	
Green Tea Extract 綠茶成分	・Bortezomab	減低標靶之成效

注意：以上例子建議不要一同使用。如需要一同使用，應向醫生或藥劑師諮詢意見，並需要緊密監測。

參考

https://reference.medscape.com/drug-interactionchecker
https://www.uptodate.com/drug-interactions/? source=responsive_home#di-druglist
https://www.medicinescomplete.com/#/interactions/stockley
https://naturalmmedicines.therapeuticresearch.com/

藥物效力學（Pharmacodynamics）的影響衝突

藥物效力學是研究藥物在血液中的濃度與效果之關係，透過分析藥物與受體（Receptors）及化學物（Chemicals）的互相影響來釐定藥物的成效和毒性。簡單來說，當兩種藥物一起使用時，它們的效果可以是相加的（結果是你將單獨服用每種藥物的效果加在一起時所期望的結果）、協同的（將藥物組合導致比預期更大的效果）或拮抗的（組合藥物導致效果比預期的要小）。在抗癌療程當中，藉著藥物效力學，保健產品對化療、抗凝血藥和荷爾蒙治療引起衝突。

抗氧化成分的草藥有機會與化療衝突

化療藥物例如蒽環類藥物（Anthracycline，即是紅魔鬼類藥物）、鉑金類藥物（Platinum 例如卡鉑，順鉑）和烷化劑（Alkylating Agent）都是透過在體內產生離子傷害癌細胞內的 DNA，從而達致消滅癌細胞的效果。

某些保健產品內所含有的草藥具有抗氧化成分，對於一般細胞理論上具有預防腫瘤的作用，但對於已經形成腫瘤而又在進行抗癌治療的病人來說，抗氧化的功能某程度在藥物效力學上與抗癌藥透過氧化產生離子而達致的抗癌功效有所衝突。

就著這些藥物動力學的研究數據得出的結果非常參差，直至現時為止，還未有壓倒性的數據建議兩者使用的安全性，所以醫生一般都會非常審慎。

抗氧成分產品與抗癌藥物治療的潛在相關影響

抗氧化成分產品	抗癌藥物治療	可能有相關的影響
維他命 C	低烷化劑（Alkylating Agents） · Cyclophosphamide · Chlorambucil · Carmustine · Busulfan and Thiotepa	理論上維他命的抗氧化作用可能會降低烷化劑（Alkylating Agents）的有效性。相比之下，一些研究人員推測，抗氧化劑可能通過減少可能干擾癌細胞凋亡（細胞死亡）的氧化應激來使化療更有效。 所以，在化療期間使用維他命 C 是有爭議的。
薑黃／薑黃素	低烷化劑（Alkylating Agents） · Cyclophosphamide	薑黃具有抗氧化作用，理論上，這可能會降低產生自由基的化療藥物的活性。不同劑量的薑黃素可能具有抗氧化或促氧化作用，從而有機會影響化療藥物的效用。 所以在沒有進一步實質臨床數據核實上，在化療期間使用薑黃／薑黃素是有爭議的。

補氣活血的草藥有機會與抗凝血藥有衝突

當歸的行氣活血功效，有機會增加抗凝血藥（例如 Warfarin）的毒性，增加流血風險。另外，如腫瘤病人需要接受手術，服用當歸亦有機會增加手術期間失血風險。

滋陰養顏的草藥有機會與荷爾蒙治療有衝突

常被用於改善女性更年期症狀的大豆異黃酮（Isoflavone）和紅三葉草（Red Clover）曾經被擔心會跟抗女性荷爾蒙治療有衝突，因為大家在藥物效力上的道理有所抵觸。雖然藥理上有所抵觸，但其後不同醫

療數據都顯示，日常生活中所攝取到正常份量的大豆異黃酮不但不會抵觸荷爾蒙治療的效果，反而可以減少乳癌復發以及死亡率。但是，大家絕對要留意的是，一般保健產品內所含有的大豆異黃酮成分濃度都比較高，所以都不建議正在服用抗女性荷爾蒙治療的病人使用。

免疫刺激活性草藥有機會與化療衝突

紫錐菊可能通過激活巨噬細胞和 B 淋巴細胞增殖而具有免疫刺激活性。理論上，這種活性可能會降低各種免疫抑製劑（包括抗癌藥物／化療）的治療效果。同樣，人參也可能對刺激免疫系統有類似的作用。但在沒有進一步實質臨床數據核實，在化療期間使用紫錐菊或人參是具有爭議的。

透過以上藥物動力學以及藥物效力學的分析，希望讓大家知道即使是保健產品在抗癌治療期間服用也不一定百分百安全，而且當中所涉及的道理亦非常深奧，並不只是單純紙上談兵，亦要大量臨床數據引證，這亦正正是西醫們擔心病人同時中西藥治療，或者在癌治療期間服用保健品的原因。當然，為大家準備這篇文章並非要說服大家只信西醫，其實外國醫學文獻亦不斷提醒西醫業界，對於病人在治療期間服用保健產品要保持開放態度，好讓病人有適當的渠道向西醫諮詢最適確的資訊，才能減少病人承受額外的風險。

由於資料實在非常多，而且質素參差，現階段未有非常清晰明確的指引建議病人如何在抗癌治療期間減少服用有機會引發衝突之保健產品，而大部分資料只有英文版本。有見及此，今次希望為大家搜查，歸

納以及整理相關內容，希望適合大家使用，但大家必須注意，醫學資訊有機會隨住時間有所改變，所以現在有關資料將來有機會被新的資料否定，敬請注意。市面上保健產品選擇眾多，病人應謹慎選擇，切勿誤信無良銷售商無科學根據之銷售手法，如有疑問，應向醫生或藥劑師諮詢意見。

參考
https://www.frontiersin.org/articles/10.3389/fonc.2019.01356/full
https://www.cancernetwork.com/view/herb-drug-interactions-cancer-care
https://naturalmedicines.therapeuticresearch.com/

抗癌藥物與中藥
之衝突對照

撰文：香港醫院藥劑師學會崔俊明藥劑師，郭靜芝藥劑師
　　　梁雅婷藥劑師和黃麗珊醫生

　　除了保健產品有機會與抗癌藥物有衝突，很多病人亦會擔心中藥與抗癌藥物有衝突之處，香港中文大學醫學院藥劑學院亦致力研究有關之數據。

　　Probot 藥物相互作用數據庫，基於人工智能技術實現了自動從公共信息源採集和提取中西藥相關文獻的功能，相比於傳統數據庫的更新和維護方式，可在保持較高更新頻率的基礎上，減少人工投入。當中數據庫，包含了內地、香港的最大中醫藥數據庫，故此對臨床的參考有莫大幫助。試用網址：http://www.probot.hk

　　相信在可見的將來，中西醫結合能夠建基於這些數據庫運作而來得更加順利。

　　如果大家有興趣的話，不妨嘗試登入這個數據庫試試看。但最緊要小心，這數據庫是給醫護人員使用，當中內容涉及深奧原理。如有任何疑問，請向你的私家醫生或註冊中醫查詢。

About HDI Database ∨ Contact   ▾

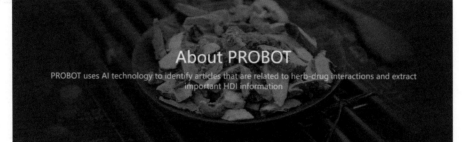

About PROBOT

PROBOT uses AI technology to identify articles that are related to herb-drug interactions and extract important HDI information

Recommended by

如何分辨中藥質量？

撰文：黃韻婷博士和蘇子謙醫生

中藥食得耐會傷肝傷腎？如何分辨中藥質量？

中藥的原材料有 80% 在中國種植，例如吉林盛產長白山人參。中國亦沒有這麼多農地種植中藥或種植速度未趕及全球供應，故花旗參或高麗參等在美國、韓國、澳洲種植再入口香港作貿易。

現在有很多歐美國家或澳洲亦有特設農地種植中藥材。中藥分成原材料經香港炮製及包裝，或有部分中成藥直接由其他國家進口中成藥註冊後在港銷售。中草藥絕大部分（80%）由國內進口（例如美國花旗參則由美國入口），一般由中國根據中國國家藥典檢測標準檢測。歐盟或亞洲也有統一草本標準 [European Union's 2004/24/EC EU Directive On Traditional Herbal Medicine（Namely The EU Botanical Drug Approval And Continuity Clause）] 。

中藥質量視乎兩大條件

首先，要符合 GMP- Good Manufacturing Practice，即是由藥材原材料揀選至炮製成中藥飲片（即家中可煲的藥材）或顆粒的藥廠需要符合 GMP 的條件，而 GMP 亦會參考國家藥典的標準以及嚴謹標籤以方便追索源頭。

第二個條件是衡量製造中藥的中醫院是否符合國家三甲的標準。其實，在內地符合三甲標準的醫院是跟西醫院是同等的。

香港所買到的中藥，一般都是國內最高級別的中藥，除了符合GMP，亦有一定數量中藥材符合國家三甲的標準，而且香港一直定期監測中藥的質素，透過香港檢測和認證局以及衞生署中醫藥監管辦公室，定期監測化驗中草藥以及中成藥的成分。若發現有任何重金屬超標的話，會進一步化驗然後提交報告以作核實。香港亦有一套鑑定中藥材的標準，被稱之為「港標」。除了化驗是否有中藥的藥效外，還會化驗微生物以及重金屬成分。國內有大約 7,000 多種的中藥，但進口到香港只有大約 500 多種，自 2015 年起，衞生署檢驗了上千種藥材，沒有一種在煎煮後發現重金屬超標。如果該產品的重金屬及有毒元素、農藥殘留、微生物含量通過審核，包裝上會印有「HKP–XXXXX」或者「HKC-XXXXX」的中成藥註冊編號，代表符合安全要求。

此外，在香港較受歡迎各類牌子的濃縮中藥，一般也有 GMP 認證，同樣受到衞生署監管。

留意的是，一般檢測中藥重金屬安全性的，是檢測已煲煮後的中藥液作為標準，而不是取已煲煮的中藥渣作檢測。為安全計，一般都不建議病人進食藥渣。（臨床上有，的確很少見到。）

總括而言，在香港可以用得到的中藥，一方面大部分通過國內GMP 認證和大部分由三甲醫院所採購使用，亦需要通過香港嚴格的檢測排除重金屬成分，所以在香港使用的中藥是安全的。

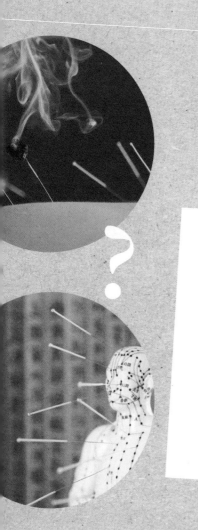

第六章 針灸篇

中醫認為「不通則痛」。癌症病人大多是因為瘀血、痰濕、氣滯等各種病理物質阻塞，經絡不通而產生疼痛，故中醫會替癌症病人針灸以紓緩疼痛。

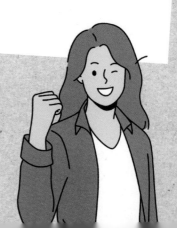

針灸如何幫助癌症病人？

撰文：黃韻婷博士和蘇子謙醫生

　　根據現行歐美的數據顯示，因為缺乏中藥或相關中醫師，針灸反而更被推崇，因為此乃非藥物治療，對西藥影響較少。針灸可以減少腫瘤引起的痛症大約 1.6 倍，平均可以減少服用嗎啡的份量，每日大約減少30mg。除此之外，針灸亦可以減少腫瘤病人的倦怠感（36%），減少化療後的神經痛（42%），減少潮熱（23%），減少上肢水腫（19%）以及減少噁心嘔吐（18%），並受到高級醫學雜誌推崇，非常令人鼓舞。

　　化療後引起的神經痛其實困擾著很多類型的癌症病人，乳癌病人所用的紫杉醇，頭頸癌病人用的順鉑，腸癌病人用的草酸鉑等等，都容易引起治療後的手麻腳痺，大大困擾日常生活，有些病人甚至在走路時如在針尖上，需要坐輪椅出入，又或者因為手部功能受到影響，影響執筆、執筷子和簽名的動作，這些情況都是西醫的盲點位，現行西醫並沒有良方處理這些問題。但有數據顯示針灸有機會減少化療後引起的神經痛，若情況許可的話，大家不妨一試。

　　中醫師亦有分專病治療手法，有些癌症病人實在服用不了中藥，也可考慮使用中醫的針灸。尤其外國的臨床癌症指南已把針灸納入 5 個輔助癌症患者延長生存、癌痛、嘔吐、舒緩、疲累等領域中應用。但要緊記，針灸亦有一些禁忌症，例如血小板過低會引致出血風險，白血球

過低會引致傷口感染風險，對於有部分骨轉移的病人有機會傷害骨之結構，亦需要避免在手術傷口或病灶附近進針。

為何針灸數據比較多？

因為外國缺乏中醫師，亦較難進口優質的中藥，所以比較難處方中藥。相反穴位比較容易拿捏，即使沒有針灸用的針，亦有研究數據顯示指壓穴位按壓比起用傳統針的效果其實差不多，所以大家不妨試試自助指壓穴位。

指壓三陰交穴位 —— 有機會幫助抗癌治療引起的潮熱、盜汗、失眠

經常有乳癌病人提及受到潮熱、盜汗、失眠等困擾，但又不想服用西藥（血清素或安眠藥等等）處理問題，這個時候中醫的穴位指壓按摩就有機會幫到大家。

其實，外國大型醫療機構亦建議使用 Integrative Medicine（綜合醫學）來改善治療後遺症。大家不妨試一試指壓三陰交穴，每天 3 次，每次 10 分鐘。

三陰交穴位顯示與功能圖

三陰交穴是肝經、腎經、脾經的
交會點

療效：三陰交是調節內分泌及
肝、腎、脾經

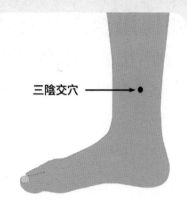

三陰交穴 ━━━→ ●

取穴方式

1. 足內踝尖往上 3 寸（約 4 根手
   指寬）處。

2. 以大拇指指腺按揉 10 分鐘為
   1 次。

用法：早、中、晚都可各做 1 次。

　　按壓這個穴位，除了可以改善婦科問題外，還可以改善皮膚膚質，
所以這個穴位亦稱為「還原靚靚穴」！相信大家一定非常有興趣。

如何用西藥以外的方法
減輕化療引起之嘔吐？

撰文：黃韻婷博士和蘇子謙醫生

大部分化療都會令癌症病人引起作悶、作嘔的感覺，有些甚至會導致嘔吐，嚴重的會持續數天，繼而影響體重。很多病人很抗拒用西藥處理西藥所引發而來的副作用，結果只會強忍不適，造就食不好，睡不好⋯⋯化療要不辛苦真的很難啊！其實，除了用念力止嘔，大家不妨試用以下方法：

(1) **指壓內關穴**：外國有研究數據顯示指壓與針灸其實療效相近。如果大家能夠取穴成功的話，不妨跟指示試試，看看有沒有幫助。

內關穴的部位與效用圖

內關穴可緩解心悸、心慌、寧心安神

取穴方式

1. 手腕橫紋正中，沿著兩條筋的中間往上 2 寸（約 3 手指寬）處。
2. 以原子筆筆尖按 3 秒後停，可連續壓 6 次。

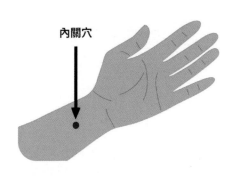

內關穴

(2) **香薰療法**：有研究顯示薑和薄荷精油可以緩解由化療引起的噁心、嘔吐、食慾不振等症狀，亦可減少使用藥物的情況。

當然，如果非西藥方法效果未如理想，請記緊服用止嘔藥，有些時候一般止嘔藥甚至強力止嘔藥效果未如理想，可能是因為嘔吐已經引起心理作用，變成焦慮症的一種（例如聽到化療都想嘔，聞到飯味都想嘔），那

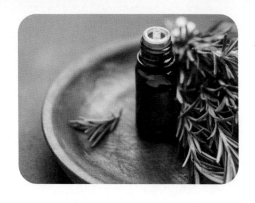

麼便要選用抗焦慮藥才能有效止嘔，未能適時妥善處理，有機會對日後造成心理陰影，甚至引起「癌後抑鬱」，小心小心！

希望這些沒有副作用但可能有作用的小方法，能夠幫到大家。

針灸如何減少癌症痛症？

撰文：黃韻婷博士和蘇子謙醫生

　　針灸有兩個概念，除了用「針」刺激穴位，「灸」便是使用熱力再額外刺激穴位。

　　針灸之所以能令人有酸麻痺痛的感覺是因為利用針刺穿皮層到達筋膜（Fascia）的地方，透過刺激這個地方而令肌肉放鬆。除了局部釋放天然止痛物質，亦會刺激脊椎釋放天然止痛物質以增加腦部釋放天然內分泌物質（Endorphin，Dopamine 和 Serotonin），從而達至止痛以及安神的效果。

　　另外，針灸亦可以釋放血清素，以幫助病人減輕鬱結情緒。

　　針灸有力學作用，由於肌肉與肌肉之間和筋膜之間有緊密聯繫。有趣的是，解剖學上對於這些肌肉筋膜連結跟中醫所述的經絡，不謀而合。透過刺激不同肌肉群組的位置，便可以調節整個經絡的失衡，例如可透過刺激膝蓋後的委中穴，便可以刺激一整段肌肉鏈，從而達致紓緩腰痛的效果。

　　如果病人體型比較纖瘦的話，指壓穴位也有機會有同樣的效果。對於長久有慢性痛症的病人來說，由於筋膜已經開始增生，單靠指壓穴位的方法來止痛，效果一般都不理想，只有針灸才能處理筋膜的粘連。由

於每人的體型不同，用針的長短也有不同，「同身寸」是指依據病人本人手指為尺寸折量標準，來量取穴的定位方法，即是按手腳長短的比例去量針的長短，香港人一般用 3-5 厘米長度的針便可以了。

中醫已經有大約 300 多個穴位，而且每個穴位都有非常客觀的方式來釐定，並且有國際標準作參考。中醫透過觸感便可以大約掌握一個人穴位的狀態，例如寒熱溫涼濕燥，穴位是否已經開了等。打一個比喻，如果中醫觸感檢查後發現穴位附近的皮膚溫度比較高的話，便是反映那一段落的身體交感神經比較亢進。透過刺激穴位從而進一步刺激脊椎的神經位置，繼而調節失去平衡的神經系統。外國曾經有實驗以證明這個論證，透過客觀地量度皮膚溫度來核實針灸對神經系統的正面作用，亦曾經量度心率和腸胃功能以釐定針灸的作用，都發現正面的效果。

另外，亦有研究透過量度病人的痛楚程度（VAS- Visual Analogue Scale：視覺類比量表，讓病人在直尺上標出能代表自己疼痛程度的相應位置），以作評估針灸對止痛的作用，這些亦是西方醫學用客觀指標來量度止痛藥成效的常用標準。

國外比較常用耳穴，耳穴其實是由法國人發明的！整個耳的形狀就有如人倒轉的胚胎，透過刺激相應部分就能對相應人體位置進行刺激。有部分癌症痛症研究根據耳穴來進行，一般不會用針來刺激耳穴，但會用王不留行的種子來按壓耳穴，一般來說會刺激大約 5-6 個穴位，每次大約維持兩天。

中醫而言，足底只有一個穴位（就是湧泉穴），現在流行的足底反射區按摩，其實不是中醫的穴位按摩，這些都是西方發明的！其實很多

外國國家學習中醫後都相繼將中醫融入西方醫學和自然療法以發展出不同學派，所以大家接觸得到的穴位按摩很多都不是源自中醫的！

針灸亦需要療程

利用針灸來達致長久的止痛效果，一般需要 6 週至 12 週的療程，每星期 1 次至 2 次，每次需時大約 30 分鐘，雖然針灸期間亦會有痛楚，但是針灸所引起的痛楚是刺激穴位而導致酸痛，並不是一般腫瘤引發的劇痛。

如果針灸期間感到刺痛的話，有機會是取穴不準確，需要重新調整。

如果正在進行抗癌治療的話，針灸療程需要根據抗癌療程的週期來釐定，以減少抗癌治療所引起白血球及血小板過低而所導致的風險。

其實止痛最重要就是找出痛的原因。「痛」可以是因為腫瘤本身引發的痛，腫瘤壓住神經而引發的神經痛，或者間接引起「生蛇」問題而觸發出來的痛。

不時發現腫瘤病人的傷口痛楚，退化關節炎的痛楚，治療藥物引起的關節肌肉疼痛都會因應天氣轉變而有所影響，經常在「打風落雨」前會感覺特別疼痛。病人可以先諮詢中醫意見，並視乎病人體質斷定是否屬寒痹、濕痹或熱痹等等，試試用一些活血化瘀的藥，例如雞血藤或川芎等，亦有機會幫助病人減輕痛楚。

哪些病人不適合針灸？

1. 正在服用薄血藥／打薄血針
2. 血小板過低
3. 白血球過低
4. 凝血指數偏高，肝功能比較差的病人比較常見
5. 針灸的位置有腫瘤或傷口

如果病人正進行抗癌治療的話，建議先觀察治療週期內白血球以及血小板的變化，再釐定合適針灸的時機。

另外，亦希望提醒病人，如果某些中醫師建議直接在腫瘤上用針，其實出血的風險非常高，要小心選擇註冊中醫師。

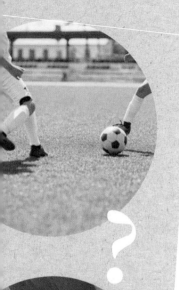

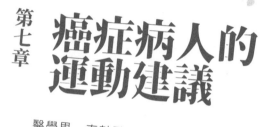

第七章 **癌症病人的運動建議**

醫學界一直鼓勵癌症康復者多做運動，好處是可以降低疲倦感覺、減輕抑鬱和焦慮，並可改善睡眠質素，增強肌肉力量和免疫力，甚至有研究指可減少部分癌症復發的風險，增加存活時間。

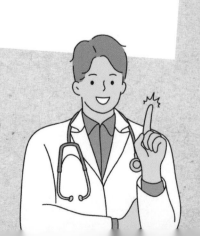

癌症病人的運動建議

撰文：黃麗珊醫生

　　根據美國疾病控制及預防中心（CDC）的研究指出，正在接受治療或復康中的癌症病人可進行適量的中等強度運動，十分安全，而持續運動更能減低患上肝癌、肺癌等 13 種癌症的風險。

　　最近亦有醫學數據顯示，乳癌病人在開始抗癌治療之前、抗癌治療期間及完成抗癌治療之後，持續有運動習慣的病人能夠減少治療期間及治療 6 個月後因化療引起的腦退化問題，有助改善病人生活質素，有助她們更快復原，重過新生。當中最重要的是，現行並沒有藥物有助治療化療所引起的腦退化問題，唯獨運動這種沒有額外副作用的非藥物治療能夠達到改善的效果！

5 項基本運動有助癌症病人促進身體健康

雖說每天做適量運動有助促進身體健康，但病人經化療後身體虛弱，只想躺著休息，感到有心無力，應該從何入手？一般可以由五方面入手：

1. 鍛煉平衡力，例如練習單腳企

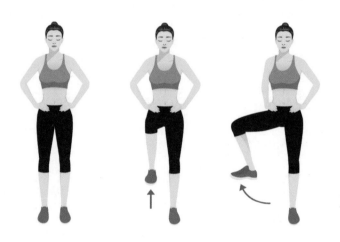

做法：在家中看電視的時候可以練習單腳站立，每邊大約維持 30 秒，如病人身體情況許可，可持續 5-10 分鐘不等。

好處：化療後或會出現手麻腳痺問題，影響病人平衡力，從而增加跌倒受傷的機會，這種運動鍛煉有助病人改善平衡力，減少受傷。

2. 帶氧運動，例如散步、急步跑等

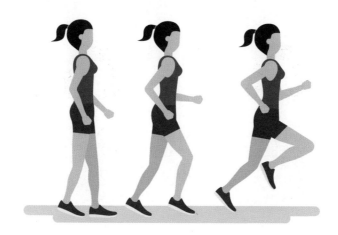

　　做法：建議每星期進行 150 分鐘帶氧運動，即是每天大約 20-30 分鐘。病人可視乎身體情況而言，先由輕度運動開始（至少應有輕微氣喘，由有點吃力到吃力的程度），例如散步、急步走、有氧舞蹈、固定式腳踏車、游泳（化療期間不建議游泳）。可以的話，在戶外少人的地方配戴口罩，放鬆心情感受鳥語花香散步，效果最為理想。

　　好處：維持或改善心肺功能，亦有助提升睡眠質素及改善情緒。

3. 拉筋運動，例如簡單伸展運動

· 雙手舉過頭頂，再下拉至頭部兩側

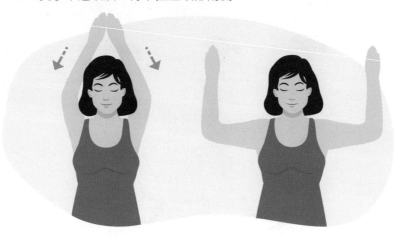

· 雙手合十扣於頸後，手肘向兩側伸展

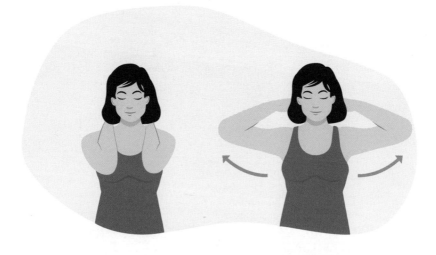

· 將手放在背後，慢慢滑至背部中央

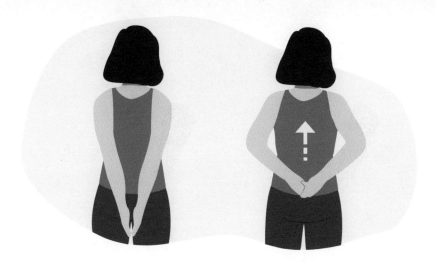

　　好處：某些癌症病人接受化療後或會感到手腳麻痺，乳癌病人更可能出現肩膊繃緊或水腫情況，做一些簡單伸展運動，對手術前、治療中及康復中的癌症病人都有正面影響。

參考
https://www.mskcc.org/cancer-care/patient-education/exercises-after-mastectomy

4. 強化肌肉運動，例如啞鈴鍛煉、深蹲等

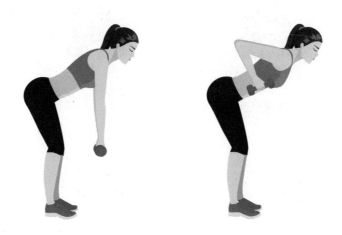

　　做法：上肢肌肉 —— 使用彈力帶或啞鈴鍛煉（舉 12 次至 15 次會感覺吃力的重量為佳）。下肢肌肉 —— 改良版深蹲站立鍛煉下肢肌肉（大約 10 次至 20 次會感覺吃力的次數為佳），視乎身體狀態而定，大約每天做 3 個循環練習。

　　好處：維持或改善體力、肌力、肌耐力、平衡感和骨質，讓病人面對生活的各種挑戰時能更從容，加快治療後復原的速度。

正確深蹲站立鍛煉

· 雙腳打開與肩同寬

· 下蹲往後脊椎維持平衡

· 膝蓋不超過腳尖

· 每組做 15-20 下

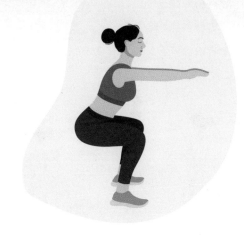

改良版深蹲 1

1. 雙肩向前伸，用椅子輔助，注意安全，雙腳分開比肩寬，可以的話在地上加上軟墊

2. 慢慢往下蹲

3. 下蹲至大腿與地面平衡的位置，維持數秒，再慢慢起身

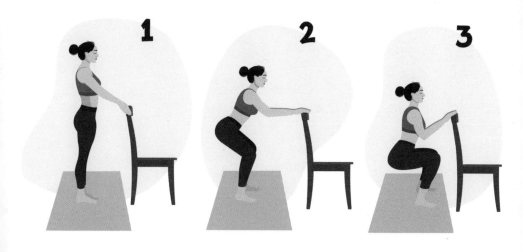

改良版深蹲 2

· 靠牆深蹲

· 可以的話在地上加上軟墊

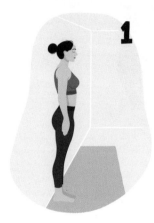 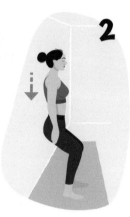 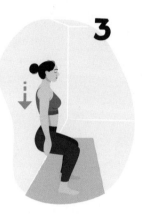

5. 深呼吸運動

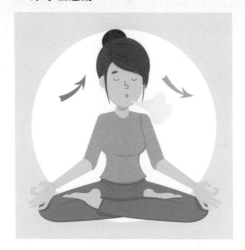

註：特別是在焦慮時刻。

做法：幫助放鬆並減輕傷口的不適感和緊繃感，然後坐下或站起來，通過鼻子緩慢深呼吸，讓胸部和腹部擴張，再通過嘴緩慢呼出，做 5 次至 10 次，可根據需要重複多次。

好處：改善焦慮情緒，讓病人放鬆心情，改善睡眠質素，加快復原速度。

參考
https://www.cancer.gov/news-events/cancer-currents-blog/2021/physical-activity-cognitive-function

癌症資訊網
慈善基金介紹

癌症資訊網慈善基金（簡稱 CICF）是由一群熱愛生命的癌症患者及康復者攜手組成的互助網絡平台。我們由癌症患者和照顧者的角度出發，致力在漫長的醫治及康復期間提供全面及合適的支援，並團結同路人，鼓勵他們互相扶持，以積極正面的態度面對抗癌之路，發揮互助互勉的精神。

◎ 正確、專業和適切的癌症資訊

我們邀請不同界別的專業人士，舉辦健康講座、撰寫文章、拍攝影片，向公眾傳達正確、可靠的癌症資訊。網上資訊平台服務包括醫生排解疑難、營養師的諮詢，及同路人互動交流。癌症資訊網中心設有「癌症資訊閣」，提供有關癌症的各類資訊，讓公眾參考借閱。

◎ 復康、情緒及社交支援

透過舉辦不同的健體運動班、興趣班、關顧小組、同路人聚會等，讓參加者加強復元能力，重拾生活興趣，同時鼓勵患者及照顧者外出參與活動，與同路人分享交流，彼此支持和鼓勵，加強社會人際支援網絡。

◎ 經濟及社區支援

隨著醫療支出日益上升，治療癌症亦為患者及其家庭帶來經濟壓力，有見及此，癌症資訊網慈善基金為有需要的病人提供藥物援助計劃，並且設有緊急援助基金，以助病人紓緩燃眉之急。我們亦會探訪有需要病人，並提供適切的支援服務。透過我們的直接服務，及與社區其他癌症服務機構的合作，為癌症患者提供無縫及適時的支持。

◎ 同路人義工

我們相信經歷癌症並不只有痛苦，患者及照顧者都有不同的才能，我們希望能提供合適的機會，幫助他們發掘自身的潛能，發揮他們的生命力，豐富他們的生命，為生活添上色彩。

歡迎大家隨時來歇息、喝茶、聊天，了解及使用我們的服務。

開放時間：星期一至星期五（星期六、日及公眾假期休息）

上午十時至下午五時 ｜ 午膳時間：下午一時至二時

地　　址：香港九龍觀塘偉業街 205 號茂興工業中心 8 樓 B 室

（港鐵觀塘站 B3 出口，沿開源道直行到尾，至迴旋處轉右步行入偉業街即到）

電　　話：3598-2157 或 5206-7611

網　　址：www.cicf.org.hk

癌症資訊網慈善基金有限公司
政府認可的註冊慈善團體（稅局檔案編號：91/15162）
Cancerinformation.com.hk
Charity Foundation Limited

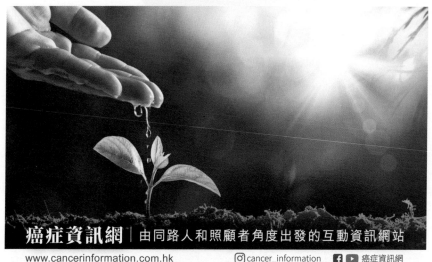

癌症資訊網 | 由同路人和照顧者角度出發的互動資訊網站

www.cancerinformation.com.hk　　cancer_information　　癌症資訊網

在這個資訊爆棚的年代，我們隨時隨地可以找到許多與癌症相關的資訊，惟當中有多少是真確可信的？有多少是以訛傳訛的？有多少是無中生有的？

本網站以搜羅與癌症相關的最新消息、報導及科研報告為主，並邀請不同界別的專業人士撰寫文章，輔以討論區讓公眾互動交流。透過廣泛的討論讓公眾認清毫無事實根據的所謂「另類治療」是何等的荒謬，同時希望向公眾傳遞重要訊息：信任你的主診醫生，及早接受正規的癌症治療；切勿道聽途説，錯信「另類療法」，延誤治療的黃金時機。

近年，癌症資訊網的服務進一步擴展，開始製作醫療資訊短片和定期舉辦講座，藉此提升公眾對癌症的認知；與各大機構合辦的工作坊，除了支援同路人和照顧者的身心需要，亦將他們凝聚起來，因著彼此支持和鼓勵，能積極面對抗癌路上的種種挑戰。

網站的內容和功能尚有很大的擴展空間，盼望在未來的日子精益求精，繼續從不同層面加強對各同路人的支援。期待你們的寶貴意見！

癌症資訊網活動花絮

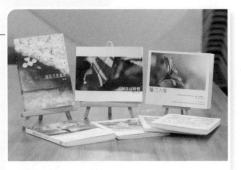

刊物出版
出版病人分享集及癌症刊物,提供實用資訊

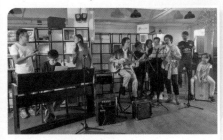

癌症資訊網樂隊
由癌症患者組成,以音樂發放正能量

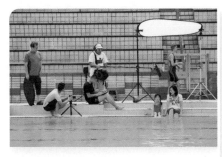

製作的微電影及資訊短片
多條微電影現於醫院及網上平台播放

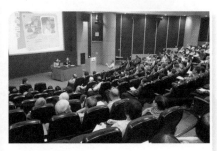

專題講座及展覽
透過抗癌經歷分享及醫生講解,讓大眾對各種癌症有更全面的認識

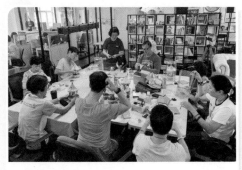

工作坊
透過不同藝術及健康工作坊,提供身心支援,讓大家互相連繫

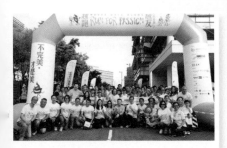

「越跑‧越友」慈善賽
籌辦各類大型活動,凝聚癌症同路人,同時喚起公眾人士對癌症之關注

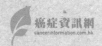

中西醫藥劑師傾下偈

給癌症病人的建議

Health 061

作者：蘇子謙醫生、黃韻婷博士、黃麗珊醫生、香港醫院藥劑師
　　　學會（崔俊明藥劑師、郭靜芝藥劑師和梁雅婷藥劑師）及
　　　醫學生（盧穎心和歐陽依汶）

編輯：AnGie、Alan Ng

設計：4res

出版：紅投資有限公司

　　　地址：香港灣仔道 133 號卓凌中心 11 樓

　　　出版計劃查詢電話：(852) 2540 7517

　　　電郵：editor@red-publish.com

　　　網址：http://www.red-publish.com

香港總經銷：聯合新零售（香港）有限公司

台灣總經銷：貿騰發賣股份有限公司

　　　地址：新北市中和區立德街 136 號 6 樓

　　　電話：(866) 2-8227-5988

　　　網址：http://www.namode.com

出版日期：2022 年 7 月

圖書分類：醫藥衛生

ISBN：978-988-8556-05-2

定價：港幣 88 元正／新台幣 350 圓正